La cure radicale
DES HERNIES

PARTICULIÈREMENT

CHEZ LES ENFANTS

PAR

LE DR G. FÉLIZET

CHIRURGIEN DES ENFANTS DE L'HÔPITAL TENON

(avec quatre planches)

PARIS

G. MASSON, ÉDITEUR

120, BOULEVARD SAINT-GERMAIN

1891

LA CURE RADICALE

DES HERNIES

PARTICULIÈREMENT

CHEZ LES ENFANTS

La cure radicale

DES HERNIES

PARTICULIÈREMENT

CHEZ LES ENFANTS

PAR

LE Dr G. FÉLIZET

CHIRURGIEN DES ENFANTS DE L'HÔPITAL TENON

(avec quatre planches)

PARIS

G. MASSON, ÉDITEUR

120, BOULEVARD SAINT-GERMAIN

1890

LA CURE RADICALE
DES HERNIES
CHEZ LES ENFANTS

AVANT-PROPOS

Le travail que nous nous décidons à publier aujourd'hui n'est ni une œuvre d'érudition, ni une œuvre de critique. Ceux qui voudront étudier l'histoire chirurgicale des hernies, trouveront dans la thèse de M. Segond et dans le mémoire analytique de M. Berger la relation la plus complète et l'appréciation la plus judicieuse de cette intéressante question.

Nous renvoyons en outre le lecteur au mémoire de M. Lucas-Championnière sur la *Cure radicale des hernies*, aux intéressantes observations de M. Richelot (*Union médicale*, 1888), et aux Comptes rendus du 3e Congrès français de chirurgie.

Nous envisageons ici, sans parti pris, la cure radicale des hernies comme une étude de l'heure actuelle ; nous admettons qu'elle constitue, grâce aux précautions courantes de l'antisepsie, une opération sans danger et susceptible, dans le plus grand nombre des cas, d'amener la guérison parfaite.

Nous faisons connaître un perfectionnement qui simplifie beaucoup le manuel opératoire, abrège singulièrement la durée de l'action, et permet ainsi de faire rentrer la cure radicale des hernies dans le cadre des opérations applicables à l'enfance, à la première enfance, à cet âge qui s'accommode mal des opérations laborieuses et prolongées.

Ce perfectionnement, qui a fait ses preuves dans des cas complexes et à des périodes de la vie, où l'intervention avait été jugée jusqu'ici nécessairement mortelle, nous met à l'aise pour apprécier avec indépendance les indications de la cure radicale et et pour les restreindre dans les limites honnêtes de la nécessité.

Dans l'enfance, l'opération sanglante sera forcément, à notre avis, une opération de nécessité, une opération d'exception. Le bandage a guéri, guérit encore et guérira longtemps la grande majorité des hernies jeunes. Il permettra de statuer, sans regret, sur le sort des hernies qu'il n'aura pas guéries, des hernies dangereuses, des hernies rebelles et progressives ; c'est à ces hernies ainsi éprouvées et préparées, que l'opération radicale aura affaire.

C'est également sur les hernies étranglées et opérées que la cure radicale sera tentée comme un complément nécessaire, dont nous avons réglé le manuel dans un chapitre à part, de façon à assurer l'avenir, sans rien ajouter à la gravité variable de la kélotomie.

Nous aurions été peut-être excusable, si, avec un procédé qui libère une opération de ses tâtonnements, de ses longueurs et de ses dangers, si nous avions proposé l'opération sanglante comme la grande et l'exclusive ressource.

Il faut autre chose que la simplicité d'exécution pour justifier une opération. L'acquisition des procédés antiseptiques, en étendant notre puissance, n'a rien changé à la morale de notre art.

L'acte opératoire ne sera jamais que l'*ultima ratio,* la ressource dernière, celle qu'on ne doit jamais faire entrer en jeu que quand les autres auront été sans effet.

Ce travail commencé avec des observations empruntées à la chirurgie des adultes et des vieillards, a été achevé avec des faits empruntés à la clinique infantile (1).

Ce sont ici les hernies inguinales de l'enfance que nous avons surtout en vue, avec les difficultés qui tiennent à l'exiguïté des parties en cause, à la minceur

(1) Les planches qui accompagnent ce travail ont été exécutées par un jeune étudiant en médecine, M. Ernest Daleine, qui a accompli sa tâche avec un empressement, une modestie et un talent dont je tiens à le remercier.

des tissus, aux diverses particularités d'évolution et de situation du testicule, mais aussi avec les immenses ressources que nous donne l'âge du sujet, au point de vue de la guérison définitive, soit par les bandages, soit par l'opération sanglante, quand il n'y a pas moyen de l'éviter.

Juillet 1890.

UTILITÉ ET INDICATIONS

DU BANDAGE

Pour que l'opération chirurgicale d'une hernie mérite, à parler vrai, le nom de CURE RADICALE, il ne suffit pas que le sac soit extirpé et que la communication avec le péritoine soit interrompue par la ligature du collet, portée aussi loin que possible, il faut encore que toutes les conditions locales de reproduction de la hernie soient écartées, de telle sorte qu'on puisse définir ainsi le résultat de la cure radicale : *une hernie qui n'existe plus et qui ne reviendra pas.*

Le sac dans les hernies acquises (nous reviendrons bientôt sur les hernies congénitales) est la conséquence du *glissement* plutôt que de la *distension* du péritoine.

Or ce glissement n'a pu s'opérer qu'à la faveur d'un *point faible.*

Ce point faible n'accuse sa faiblesse que dans la disproportion entre l'effort abdominal et la résistance de la paroi.

Le sac est donc l'*effet*, — l'effort abdominal l'*occasion* et le point faible la *cause* de la production de la hernie.

S'attaquer seulement au sac, c'est s'exposer à la reformation de la hernie à brève échéance.

C'est sur le point faible que le chirurgien doit porter ses efforts, pour le supprimer, pour le transformer même en un point particulièrement solide et résistant.

Ce résultat, il est en son pouvoir de l'obtenir. Les observations de cure radicale et définitive sont aujourd'hui nombreuses; elles seraient plus nombreuses encore si l'opération pouvait se pratiquer dans des conditions de facilité, de rapidité et de perfection finale que le mode opératoire, mis actuellement en pratique, est loin de présenter.

Dans la chirurgie des enfants, une opération longue est forcément une opération grave.

Le chloroforme, le *shock* et la perte de sang sont, à n'en pas douter, des éléments d'insuccès qui ont assurément influencé plus d'un chirurgien, pour lui faire rejeter une opération qui devait donner et qui donne, dans l'enfance, des résultats plus brillants et plus stables que dans l'âge adulte et leur ont fait préférer l'emploi systématique du bandage.

Il est certain qu'entre une opération longue, laborieuse, incertaine dans ses résultats, si elle n'est pas conduite à la perfection, périlleuse si elle traîne, et le moyen doux, prudent, du bandage souvent efficace et toujours exempt des dangers dont la responsabilité s'alarme, il n'y avait pas à hésiter.

Le bandage guérit en effet, on ne saurait trop le répéter, la grande majorité des hernies infantiles; mais il ne les guérit pas toutes et c'est à celles qu'il ne guérit pas que s'adresse spécialement l'opération de la cure radicale.

Le bandage guérit les hernies inguinales réductibles, il les guérit d'autant plus sûrement que ces hernies sont récentes, qu'elles sont moins volumineuses et que le malade est d'un âge moins avancé.

Mais il faut s'entendre : son rôle curateur dans la première enfance est restreint, en raison des difficultés que présentent la construction et l'utile application d'un bandage sur le petit être dont les points d'appui pelviens sont masqués par la graisse, qui se défend inconsciemment contre toute pression et qui souille constamment les appareils qu'on s'obstinerait à lui appliquer, jusqu'au jour où des érosions et des escarres le rendent inapplicable. De là l'inefficacité des bandages dans les premiers mois de l'existence.

Le mécanisme de la cure des hernies infantiles par le bandage est simple: l'intestin est contenu dans l'abdomen; l'anneau qui lui livrait passage cesse d'être dilaté par les protrusions répétées des viscères, il se retrécit; tandis que la force et l'étendue de la paroi abdominale s'accroissant avec l'âge, les dimensions relatives de l'anneau se réduisent à peu, puis à rien.

Pendant ce temps, sous l'influence de la pression, les surfaces séreuses accolées au haut du sac, contractent réciproquement des adhérences, et intercéptent toute communication avec la cavité péritonéale, de telle sorte que, par le fait d'un orifice interne effacé et soutenu, d'un trajet rétréci, d'un collet oblitéré, la hernie est devenue impossible.

Le bandage guérit aussi parfois les hernies irréductibles, mais le mécanisme de cette cure est moins simple, et les résultats en sont plus hasardés.

La pression continue de la pelote peut réduire peu à peu l'intestin, elle le tasse, elle le repousse vers l'abdomen, elle tiraille et supprime, avec le temps, les adhérences forcément peu anciennes de l'intestin au sac, et si ces adhérences ne tiennent pas trop, si l'on a pris soin de modifier, au fur et à mesure, la forme et la direction de la pelote, suivant l'indication des changements obtenus, tout rentre dans l'ordre.

C'est précisément parce que l'expérience nous montre la possibilité de tels résultats, qu'un chirurgien prudent ne se décide à rien tenter sur une hernie infantile sans avoir soigneusement, en dehors de tout parti pris, essayé et comme épuisé les effets de l'emploi du bandage.

Il y a de ces cas, toutefois, dans lesquels on n'aura pas besoin d'attendre longtemps, pour être certain que le bandage ne donnera rien et même que l'emploi est peut-être dangereux par le fait de conditions qui tiennent soit à la hernie elle-même, soit au petit malade.

Tantôt, en effet, le bandage ne contient pas bien la hernie; on s'aperçoit qu'il a pour effet non pas de fermer, mais de rétrécir le trajet par lequel l'intestin s'échappe et par lequel l'intestin rentrerait : impuissant à contenir, et puissant à préparer un étranglement, non seulement il ne guérit pas, mais il complique.

Dans des cas plus fréquents, la pression qu'il exerce sur le cordon donne lieu à des accidents variés, tels que la douleur et la névralgie du cordon, le gonflement des veines spermatiques, la funiculite, l'hydrocèle et même l'orchite.

Un bandage doit réunir les deux conditions suivantes : 1° bien contenir la hernie; 2° ne causer ni douleurs ni accidents.

C'est d'après ces deux caractères qu'il est permis à tout le monde de décider si un bandage est ou non mauvais.

En règle, on ne doit jamais s'obstiner à faire porter un bandage qui retient mal la hernie et qui fait souffrir.

En dehors de la disposition même de la hernie, ces inconvénients, réunis ou séparés, peuvent tenir à la forme et à la consistance de la pelote : ils tiennent souvent à son déplacement.

Or, pour empêcher le déplacement, l'observation m'a montré qu'il n'y a rien qui vaille un bandage double.

Il serait trop long d'exposer ici comment la substitution à un point d'appui sur le bassin, de points d'appui répartis sur toute la ceinture pelvienne et jusqu'à l'orifice externe du trajet inguinal opposé, assure la stabilité de l'appareil dans tous les mouvements et dans toutes les attitudes.

Le fait seul de l'apparition fréquente d'une hernie au côté gauche, par exemple, après la guérison du côté droit, m'a amené depuis longtemps à faire porter le bandage double aux enfants aussi bien qu'aux adultes.

Alors même qu'il est démontré qu'un bandage bien compris ne rend pas les services qu'on en espère, ce n'est pas encore une raison pour que l'opération s'impose immédiatement.

Il faut s'assurer que la hernie laissée libre n'est susceptible d'aucun accident et qu'elle peut à la rigueur nous permettre d'attendre.

Il faut savoir attendre encore dans le cas de certaines cryptorchidies, quant l'ectopie est inguinale avancée et que le testicule est à l'anneau, entraînant le péritoine destiné à constituer le sac de l'intestin qui le suit de près.

Dans ces conditions, pas de bandage, pas d'opération : attendre. Attendre la migration du testicule et la formation d'une hernie, qu'on traitera par les moyens doux ou sanglants, suivant les indications qu'elle présentera plus tard.

On n'attendra pas au contraire, si la hernie accompagnant ou précédant la migration du testicule était le siège d'accidents, de douleurs violentes ou d'étranglement.

Mais ce sont là des conditions qui se rapprochent sensiblement de celles de la hernie étranglée : la cure radicale ne serait plus alors que l'opération complémentaire et finale d'une kélotomie de nécessité et d'urgence, avec libération ou sacrifice du testicule ectopié.

C'est ainsi que nous avons dû agir chez un garçon de quatorze ans, Alfred Legras, couché au lit n° 1, salle Dolbeau, qui, à l'occasion d'une ectopie intra-pariétale et d'une pointe de hernie, présentait des signes graves d'étranglement herniaire et de compression du testicule.

L'opération pratiquée le 25 novembre 1885, avec l'assistance de mes internes Breton et Marie Wilboutchewitch, fit découvrir une pointe de sac dans lequel l'intestin s'étranglait et un testicule de volume normal qu'il fut aisé d'amener et de maintenir au dehors, grâce à la suture des piliers. Le sac ne fut pas lié.

L'enfant sortit du service le 12 janvier 1890, guéri depuis le 15 décembre, mais retenu pour des raisons étrangères à sa maladie. Le 20 juillet 1890, nous trouvons le testicule encore accolé à l'orifice externe dont les piliers se sont écartés. Comme il n'y a plus de douleur testiculaire ni de phénomène d'étranglement, nous prescrivons l'abstention de tout bandage.

Si le testicule, en descendant, entraîne une hernie, nous opérerons cette hernie. Mais il n'y a pas d'impulsion et il ne nous semble pas vraisemblable qu'une hernie se produise et tout nous fait espérer que la migration du testicule, dont les premières étapes sont parcourues, s'achèvera à l'âge de la puberté.

Nous avons eu pour opérer la main forcée par les phénomènes de pincement intestinal et par les douleurs testiculaires; sans ces deux indications, nous aurions attendu la descente normale du testicule et la formation régulière d'une hernie.

Nous conseillons donc en règle générale, d'attendre, d'appliquer un bandage convenable, d'en essayer au besoin plusieurs et de n'agir que lorsqu'il est démontré que le bandage est insuffisant ou nuisible. Or ces essais, pour être démonstratifs, demandent des mois et même des années.

C'est pour cela qu'on n'a en général pas tenté délibérément la cure radicale d'une hernie avant l'âge de quatre ou cinq ans.

Mais alors même qu'après ce long temps écoulé on serait dans l'obligation d'intervenir, ce ne serait pas une raison de regretter cette patience.

La hernie contenue tant bien que mal et ne s'aggravant pas, le sac diminué, le collet rétréci et les piliers moins écartés, ce sont là de sérieux avantages que le bandage aurait fait obtenir et qui sont de nature à rendre plus facile et plus assurée l'opération ultérieure de la cure radicale.

Nous avons dit qu'on n'opère généralement pas avant quatre ou cinq ans. Jusqu'à l'âge de cinq ans, dit M. Berger, on peut affirmer que la cure radicale ne doit être jamais tentée.

Cette limite d'âge est effectivement une règle de chirurgie. Mais la règle subit des exceptions, lorsque par exemple on a affaire à une hernie étranglée et qu'il est possible de compléter la kélotomie, par la cure radicale, sans compromettre la vie du malade : c'est ce que nous avons fait sur un enfant de onze mois, dont on lira plus loin l'observation.

On est encore obligé d'agir en dehors de tout accident herniaire, lorsque la hernie est énorme et qu'elle augmente rapidement de volume, au point de contenir deux ou trois anses intestinales et de constituer une sorte d'abdomen accessoire.

Il faut alors agir, le plus tôt possible, quel que soit l'âge, si le bandage est inefficace d'emblée.

C'est ce que nous avons fait cette année sur un *enfant de huit mois*, porteur de deux hernies inguinales descendant jusqu'au condyle interne du fémur. On en lira l'observation plus loin.

L'opération de la cure radicale aux âges de huit mois et de onze mois est, à vrai dire, une curiosité opératoire et, malgré ces deux succès, l'enseignement que comporte ce fait est non pas qu'on doive opérer de propos délibéré des enfants aussi jeunes, mais qu'il est possible, malgré cet âge, de les opérer impunément.

INDICATIONS

DE LA

CURE RADICALE DES HERNIES

RÈGLES OPÉRATOIRES

On ne nous reprochera pas d'avoir méconnu les avantages que le bandage présente au point de vue de la guérison des hernies inguinales de l'enfance et de l'adolescence.

Nous pensons en effet que l'opération radicale convient aux cas seuls dans lesquels le bandage s'est montré inefficace ou intolérable, mais nous pensons aussi que la cure radicale de ces cas exceptionnels est à peu près exempte de dangers, si la conduite de l'opération répond aux indications suivantes :

2° *Opérer aussi rapidement que possible ;*

2° *Respecter les vaisseaux et les nerfs du cordon ;*

3° *Tenir l'intestin à l'abri de tout contact septique et de toute blessure ;*

4° *Assurer l'oblitération parfaite du trajet inguinal ;*

5° *Établir un* septum *puissant, plan, bien tendu et*

solidement appuyé, à la place de la dépression en entonnoir de l'orifice interne.

Après avoir pratiqué, tant à l'hospice d'Ivry chez des adultes et des vieillards qu'à l'hôpital Tenon, dans un service très actif de chirurgie (infantile), plus de vingt opérations de cure radicale, nous croyons être arrivé à posséder un procédé qui répond aux indications que nous venons d'énumérer et qui rend l'opération courte, simple, facile, inoffensive et définitive.

Revenons sur ces cinq indications principales.

***

1re INDICATION : OPÉRER AUSSI RAPIDEMENT QUE POSSIBLE.

On a dit que, sous peine de ne rien valoir, l'opération de la cure radicale « devait être une opération difficile », comme si la réussite était incompatible avec la rapidité, comme si la valeur réelle d'un résultat avait quelque chose à voir avec le mal qu'on s'est donné pour l'obtenir.

La difficulté est une modalité variable et purement individuelle, exprimant un rapport entre l'ouvrage et l'ouvrier, mesurant la peine que celui-ci se donne, mais que tel autre ne se donnerait pas, s'il était moins hésitant, plus sûr et mieux outillé.

Notre travail a pour objet de présenter un outillage meilleur, permettant d'abréger de beaucoup la durée de l'opération.

A égale perfection dans le résultat, tout le monde sera d'accord qu'une opération lestement menée est préférable à une opération laborieuse et que la vieille loi classique du *Cito* n'est pas encore prescrite.

Une opération rapide n'est pas seulement avantageuse en ce qu'elle implique une manipulation moindre des parties coupées et une exposition *minima* des tissus à l'action nocive de l'air : elle a son prix en ce sens qu'elle peut être pratiquée sur des enfants, sur des sujets affaiblis, incapables de résister à une chloroformisation de 60 minutes et souvent plus.

La crainte d'une longue opération a certainement empêché les chirurgiens les plus autorisés de tenter la cure radicale dans bien des cas où elle eût pu être plus utile.

« Il est imprudent, dit M. Berger (*loc. cit.*, p. 62), d'accroître l'opération du temps souvent fort long qu'exige l'isolement minutieux du sac pratiqué le plus haut possible ; il faut éviter avant tout ce qui peut accroître le choc opératoire et déterminer le collapsus, et réduire au strict nécessaire le temps pendant lequel le malade est soumis à l'agent anesthésique.

« Une pratique de trois ans à l'hospice de Bicêtre m'a démontré que, chez les vieillards atteints d'étranglement herniaire, l'opération ne réussissait guère que quand elle avait été très rapidement conduite et m'a amené à renoncer absolument, chez eux, à toute tentative de cure radicale. »

Or, une opération qui ne dure que de 15 à 25 minutes en tout ne présente qu'exceptionnellement des contre-indications. Si l'on diminue des deux tiers la durée moyenne de l'action, on comprend qu'il soit possible de tenter en une seule séance de chloroforme la cure radicale de deux hernies inguinales, ainsi que nous l'avons fait avec succès en 1887 sur un adulte de l'hospice d'Ivry, ainsi que nous avons été récemment tenté de le faire sur l'enfant atteint de deux énormes hernies inguinales dont nous publions l'observation, si l'extrême jeunesse de notre petit malade (il avait huit mois) ne nous avait engagé à espacer de quelques jours les deux opérations, pour ne pas tenter du même coup la fortune.

***

2° INDICATION : RESPECTER LES VAISSEAUX ET LES NERFS DU CORDON.

Il suffit d'avoir vu faire et d'avoir fait soi-même une fois, par le procédé ordinaire, l'opération de la cure radicale sur une hernie congénitale ou acquise, pour comprendre l'attention qu'il faut apporter afin d'éviter la blessure des vaisseaux du cordon.

Le plus souvent, ce n'est plus, à vrai dire, un cordon, mais une dissémination des éléments qui le constituent. Le canal déférent se retrouve encore aisément chez l'adulte, grâce à sa consistance, mais on le blesse parfois, paraît-il, et M. Lucas-Championnière raconte qu'il fut obligé, par un accident de cette sorte, de pratiquer, séance tenante, la castration.

Le tracas principal vient des vaisseaux : quelle peine souvent pour distinguer et rassembler, au milieu de la masse mobile des parties molles, les artères et les veines à l'intégrité desquelles est liée la vitalité du testicule.

Si dans cette recherche le sang jaillit, il faut lier, toute affaire cessante, le vaisseau qui donne, quel qu'il soit.

Et qui sait si cette ligature ne portera pas sur l'artère spermatique elle-même ?

Et cette ligature, faite dans le tas, comme on dit, n'est-elle pas exposée à comprendre un ou plusieurs filets du plexus nerveux ?

Et la striction de ces filets nerveux n'est-elle pas susceptible d'avoir pour conséquences : en bas, des troubles trophiques testiculaires ; en haut, des douleurs et même des troubles névritiques graves, de la nature de ceux qui inquiétaient autrefois les chirurgiens après la castration ?

Nous croyons être arrivé à ce résultat que, en dehors des artères honteuses externes que l'on coupe dans la division du tissu cellulaire sous-cutané, il n'y a pas de ligature à faire et que la dissection du sac et l'isolement du cordon, dans les hernies congénitales aussi bien que dans les hernies acquises, se fait absolument *à blanc*.

3° INDICATION : TENIR L'INTESTIN A L'ABRI DE TOUT CONTACT SEPTIQUE ET DE TOUTE BLESSURE.

Nous n'avons pas en vue seulement la hernie inguinale, congénitale ou acquise, mais toutes les hernies.

La préservation des éléments du cordon a été jusqu'à présent la préoccupation principale de la conduite de l'opération.

Nous sommes arrivé au voisinage du sac. Ce que nous allons dire maintenant s'applique aux autres espèces de hernies, aux hernies crurales certainement (nous en avons opéré trois à l'aide de notre moyen), et aux hernies ombilicales, pour l'opération desquelles nous n'en avons pas fait usage.

Le chirurgien a divisé les tissus, il a lié, chemin faisant, les artères sous-cutanées, il a préservé les éléments du cordon sans l'avoir encore reconstitué.

Sans perdre de sang, il est arrivé sur le sac : il va l'ouvrir.

Ici plusieurs éventualités sont à examiner :

1° La hernie n'est pas descendue ; le sac est vide et aplati, imperceptible.

C'est une malchance qui n'est pas rare et souvent la situation est embarrassante.

Quand la hernie est ancienne et que le malade est un adulte, on arrive assez vite, avec un doigt exercé, à reconnaître la couche fibreuse que le sac garnit en dedans.

Chez l'enfant, le cas n'est pas commode, le sac est

mince, il ne se révèle ni par sa consistance, ni par sa couleur ; il est plongé, perdu et comme noyé dans le tissu cellulaire tendre de la région. Il n'y a qu'une règle : chercher, chercher avec prudence, à petits coups de bistouri, en s'aidant de la pince à griffes ou de deux pinces à disséquer pour dissocier le tissu cellulaire.

Bientôt, sous la pointe du bistouri, on voit bâiller un petit pertuis derrière lequel reluit la coloration nacrée caractéristique du revêtement péritonéal, on élargit avec circonspection l'ouverture, on en fait une boutonnière dont quelques pinces à forcipressure vont saisir et fixer les lèvres.

Dans ce troisième temps de l'opération, c'est de l'intestin seul qu'il faut se préoccuper.

L'index introduit par la baie explore les parois du sac et se porte vers l'anneau, pour pénétrer dans le ventre et s'assurer que l'intestin n'a pas contracté d'adhérences autour de l'entonnoir de l'orifice interne.

Quand le doigt se retire, parfois l'intestin le suit, mais souvent ce n'est qu'au cours de la dissection du sac qu'il apparaît, fréquemment avec brusquerie, dans l'inattendu d'un effort ou d'une nausée chloroformique.

Il peut ainsi se jeter sur le bistouri et c'est dans le but d'éviter ce grave accident, qu'il est recommandé, après l'ouverture du sac, de garnir le collet avec une éponge montée sur une pince.

2° Dans la deuxième éventualité, le sac n'est pas

vide : on le reconnaît aisément grâce à la consistance et à la coloration de l'organe qui le remplit.

La difficulté de l'hypothèse précédente est évitée ; le sac est, du premier coup, reconnu.

L'intestin le remplit : on le presse légèrement, on le réduit un peu, assez pour pouvoir pincer le sac et inciser un petit pli, dont on fixera l'ouverture avec deux pinces, comme précédemment.

L'intestin étant réductible en totalité, on le réduit et, suivant le procédé ordinaire, on garnit le collet avec une pince montée, dont l'éponge contient l'intestin et l'empêche de venir contrarier la lente dissection du sac.

Si l'intestin n'est pas réductible, ou s'il n'est réductible qu'en partie, c'est alors que l'entreprise devient délicate et périlleuse.

Il va falloir disséquer le sac et nous verrons quelle minceur il est nécessaire de lui laisser.

Or plus on s'attachera à l'indication de cette minceur, plus on s'exposera au danger de blesser l'intestin, séparé du bistouri par une membrane comparable à une pelure.

Si nous ajoutons que ce travail s'accomplit sur une surface irrégulière, mal tendue, mobile et sans point d'appui, on pourra se rendre compte des dangers que l'on côtoie et des tâtonnements auxquels on est condamné.

C'est dans ce cas que souvent on se décide à ouvrir d'emblée la partie libre du sac herniaire, pour l'étaler, le tendre et en détacher laborieusement l'intestin.

Mais comme dans ce cas, c'est aux dépens du sac et non aux dépens de l'intestin qu'il convient de sacrifier la substance, il ne reste, après la rentrée de l'intestin, qu'un sac criblé de boutonnières, mutilé et incapable souvent de servir de guide pour l'occlusion finale de l'orifice interne.

Quand enfin il s'agit d'une hernie congénitale, avec descente incomplète du testicule, que la protrusion d'une anse intestinale a précédé au dehors, ce n'est pas assez d'avoir reconnu le sac, de l'avoir disséqué, d'avoir réengagé dans l'abdomen l'anse intestinale herniée, il faut encore empêcher le testicule de l'y suivre, car le testicule, en remontant, serait par sa présence un obstacle permanent à l'occlusion du trajet et serait exposé lui-même à s'étrangler en dedans de l'orifice externe.

Or c'est aussi bien la réintégration définitive de l'intestin au dedans, que le maintien permanent du testicule au dehors qu'on assure en visant la quatrième indication.

***

4° INDICATION : ASSURER UNE OBLITÉRATION PARFAITE DU TRAJET.

C'est à cet effet que concourt heureusement la dissection minutieuse, — je n'ai pas dit la dissection laborieuse, — qui a pour objet de ne garder du sac que la partie séreuse, la pelure péritonéale, pour la supprimer.

M. Lucas-Championnière insiste avec raison sur la nécessité de l'isolement de la séreuse, qu'il considère comme un *idéal opératoire* difficile à réaliser.

Avant lui, M. C.-B. Ball (*British medical Journal*, 1884), en avait clairement exposé et réglé minutieusement l'exécution, en décrivant son procédé de cure radicale par la torsion du collet du sac.

Cette idée de faire concourir à l'occlusion de l'orifice interne, la seule séreuse isolée des fascias sous-jacents, cette idée était tellement naturelle que, bien avant M. C.-B. Ball, nous l'appliquions, ainsi que le relatent M. Segond en 1883 et M. Berger, dans la cure radicale après nos kélotomies.

Notre procédé de torsion, qui offre une surprenante analogie avec celui du chirurgien anglais, consistait en une torsion lente de six à huit demi-tours du collet disséqué en pellicule, et en un embrochement de ce tortillon par un fil de soie traversant les piliers et perdu en-dessous des sutures profondes.

La torsion n'était effectivement possible et inoffensive que sur un collet séreux strictement isolé par une dissection minutieuse.

Qu'il s'agisse d'une opération de cure radicale avec destruction du sac, au-dessous d'une ligature ou d'une torsion, la logique chirurgicale exigeait que l'interruption du collet porte sur une membrane réduite au minimum d'épaisseur.

La dissection poussée à l'extrême est tout bonnement un temps nécessaire de l'opération dont personne, pas même M. C.-B. Ball, ne songerait à réclamer la priorité.

Nous verrons tout à l'heure comment on attire cette mince membrane, comment on la lie, comment, après la section, elle s'élève brusquement et disparaît dans l'abdomen et de quelle manière elle se comporte pour répondre à la disposition de résistance qui vise notre cinquième et dernière indication opératoire.

Ce que nous devons dire ici, c'est que les parties molles, couches fibro-cellulaires périphériques, que nous avons isolées, mais que nous avons soigneusement conservées, représentent une masse importante de tissu vivant, qui va être refoulé dans le trajet, vers l'anneau.

Cette masse va le garnir, mais elle serait dans bien des cas insuffisante, si l'irritation due au léger traumatisme opératoire, n'avait pour effet de la gonfler, de la durcir, d'en faire proliférer les éléments et de lui faire contracter des adhérences avec le trajet, adhérences solides et généralement suffisantes, s'il s'agit d'une hernie à trajet étroit et surtout d'une hernie de l'enfance.

Mais nous croyons que ces adhérences et ce remplissage ne suffisent pas dans deux cas :

Soit que l'orifice herniaire soit énorme et que le trajet présente la disposition béante d'une hernie directe ; soit que, l'orifice herniaire étant de dimension modérée, le testicule incomplètement migré se trouve être attiré en haut et tende à battre en brèche, de dehors en dedans, la fermeture nouvelle.

C'est dans les cas de ce genre qu'il y a lieu, à notre avis, de recourir à la suture de piliers, opération préconisée avec une conviction systématique par Mitchel Banks et condamnée par quelques chirurgiens dans un jugement qui nous semble susceptible d'appel.

Entendons-nous bien et voyons à ne demander à l'opération de la suture des piliers que ce qu'elle peut donner.

On ne doit pas attendre de l'affrontement des deux piliers, avec ou sans avivement (ce qui pour du tissu fibreux est de médiocre importance), une réunion intime, analogue à la réunion des plaies cruentées et formant une sorte de muraille homogène, dressée à la place de l'ouverture béante de l'écartement des piliers.

Ce qu'on peut légitimement demander à la suture des piliers c'est non la suppression définitive, mais la diminution de l'écart des colonnes fibreuses, c'est encore et surtout une occlusion temporaire, plus ou moins prolongée, à l'abri de laquelle les couches cellulo-fibreuses refoulées se modèleront, s'organiseront, se fixeront, jusqu'au jour où, les piliers venant à se quitter, le ciment cellulo-fibreux aura acquis, en dedans d'eux, la résistance qui lui convient pour être et rester un agent sérieux du maintien de la guérison radicale.

Dans la chirurgie infantile, la suture des piliers est souvent une opération nécessaire.

Je fais allusion aux cas pour lesquels il faut opposer un obstacle immédiat et sévère à la rentrée du testicule dans le ventre.

C'est ainsi que j'ai été amené à pratiquer cette suture dans les cas suivants.

OBSERVATION

Ectropie testiculaire droite. — Phénomènes d'étranglement herniaire. — Cure radicale. — Suture des piliers.

Eug... Baillard, quatorze ans, 64, rue de Pixérécourt, entre à l'hôpital, salle Dolbeau, 20, le 27 janvier 1889, pour une ectopie testiculaire et une hernie interstitielle donnant lieu à des coliques et à de l'étranglement.

Le 25 janvier, opération de la cure radicale. Ligature du collet et excision du sac. Suture des piliers, avec incision cutanée transversale (voir page 82).

Abaissement difficile du testicule qui remonterait si les piliers n'étaient pas suturés.

Guérison sans incident en douze jours. L'enfant reste deux semaines à l'hôpital en attendant son bandage : bandage à pelote échancrée destiné à abaisser le testicule.

Le 27 mars, exeat, l'enfant n'a plus ni coliques, ni douleur.

Nous le renvoyons dix-huit mois après, le 25 juillet 1890.

La hernie est totalement guérie.

Le testicule est au niveau de l'orifice externe. Les piliers sont *plus écartés qu'avant l'opération*, et leur écartement circonscrit une loge dans laquelle le testicule peut être enfoncé en totalité.

Nous nous apercevons que le bandage, mal fait ou mal placé par l'enfant, avait, à en n'en pas douter, contribué à faire rentrer le testicule et à écarter les piliers.

Suppression du bandage.

La hernie a donc été guérie à l'abri des piliers rapprochés, et assez guérie pour que les piliers étant ultérieurement écartés, et ne servant par conséquent plus de point d'appui, on ne perçoive plus aucune impulsion.

Nous revoyons l'enfant le 4 septembre ; la guérison ne s'est pas démentie, et depuis la suppression du bandage, plus nuisible qu'utile, la loge qui recevait le testicule entre les piliers a considérablement diminué.

OBSERVATION

Ectopie testiculaire gauche. Hernie inguinale. Cure radicale. Suture des piliers.

Alfred Gras, demeurant 53, rue Piat, entre à l'hôpital, salle Dolbeau, n° 1, le 21 novembre 1889, pour une ectopie testiculaire inguinale externe, avec hernie insterstitielle se confondant avec le testicule.

La hernie n'est pas gênante, mais le testicule est, pendant les efforts et la marche, le siège de douleurs atroces, allant jusqu'à la lipothymie.

A droite, hydrocèle vaginale avec testicule rudimentaire, appendu à un cordon grêle.

La virilité du jeune garçon réside donc exclusivement dans le testicule sur lequel va porter notre intervention.

Au dire de la mère, l'apparition du testicule à l'aine remonterait à deux mois seulement.

Le 25 novembre, opération de la cure radicale. Le testicule est normal et semble extérieur au sac herniaire très petit. Ce sac est tellement petit qu'il ne paraît pas possible de le lier : on réduit l'intestin, on abaisse le testicule et on rapproche les piliers au contact, au moyen de trois catgut.

Guérison en un mois : la réunion ne s'est pas faite par première intention, la plaie s'est en partie ouverte le huitième jour et a suppuré.

Exeat le 12 janvier 1890.

Le testicule est accolé à la paroi abdominale contre l'orifice externe suturé. Il est dur et à peu près immobile dans la masse du tissu cellulaire de la région.

Nous revoyons le malade le 15 juillet 1890 (six mois après l'opération); il n'y a plus d'impulsion herniaire.

Les piliers se sont écartés et le testicule, qu'il

n'est pas possible d'abaisser, remonte facilement et se loge dans le trajet inguinal, béant au dehors.

La suture des piliers, comme dans le cas qui précède, n'a donc pas produit la coalescence de ces organes fibreux, mais elle a favorisé la guérison de la hernie, *sans que le collet ait été lié, ni le sac excisé.*

OBSERVATION III

Kyste hydatique du foie. — Hernie inguinale congénitale droite. — Cure radicale, avec suture des piliers.

Ernest Royer, dix ans, 9, passage du Moulin-Joli, entre le 5 février 1889 à l'hôpital, salle Dolbeau, n° 5, pour un gros kyste hydatique de la face convexe du foie et pour une tumeur inguino-scrotale à droite, donnant lieu à des phénomènes d'étranglement et à des douleurs atroces irradiées jusqu'à la région lombaire. On diagnostique : hernie inguinale réductible, atteignant le volume d'un œuf de poule, ectopie testiculaire à la hauteur de l'orifice externe du trajet.

Du 5 février au 5 mars, traitement du kyste hydatique : ponction, aspiration, injection de liqueur de Van Swieten glycérinée. Guérison sans incident.

Le 10 mars, opération de la cure radicale. Suture du collet du sac au catgut. Suture des piliers par trois anses de soie phéniquée, après traction du testicule en bas. Le testicule est facilement abaissé et on reconnaît que son élévation ne dépendait pas de la brièveté du cordon.

Guérison sans incident.

C'est un enfant malingre à paroi abdominale molle et mal musclée. Bandage.

Le 8 juillet 1890, l'enfant revient pour demander s'il doit continuer l'emploi du bandage : il n'a plus éprouvé, depuis son opération, les douleurs irradiées ni les phénomènes d'étranglement.

Le testicule est presque à la hauteur de son congénère : on peut l'élever et le loger dans l'écartement des piliers dont l'approche ne s'est pas maintenue.

Pas de propulsion herniaire pendant les efforts de toux : suppression du bandage. Le 18 juillet, l'enfant vient nous montrer les effets de l'abandon de son bandage.

La région inguinale est faible des deux côtés, mais on sent du côté opéré une impulsion large, répondant plutôt à la faiblesse générale de la paroi qu'à un retour de pointe de hernie.

Nous conseillons, par prudence, de porter un bandage double et de s'observer jusqu'au jour où l'âge et la reprise des forces nous donneront toute sécurité.

La suture des piliers, quoique n'ayant pas maintenu l'accolement définitif, a permis, on le voit, à la cure radicale de s'opérer derrière leur appui provisoire, et l'usage du bandage a certainement facilité la descente du testicule, par un mécanisme indirect assez curieux.

Nous serions, en effet, tentés de croire que le rapprochement des piliers a serré les éléments du cordon.

La striction du cordon a vraisemblablement occasionné une stase de la circulation veineuse, espèce de varicocèle expérimental que nous avons vu se faire pendant l'opération, varicocèle temporaire qui a pour effet l'alourdissement de l'organe, l'élongation du cordon et en dernière analyse la descente du testicule.

Dans les faits qui précèdent, il n'y a qu'un accôtement temporaire de piliers et la cure de la hernie est produite.

Le catgut et la soie n'ont pas tenu. Nous employons maintenant le fil d'or affiné qui nous semble assurer la permanence de l'accolement des piliers suturés. Nous suivons actuellement deux faits de suture dorée dont nous publierons l'observation le plus tard possible.

***

5° INDICATION : ÉTABLIR UN PLAN DE PÉRITOINE SOLIDE ET BIEN TENDU A LA PLACE DE L'ENTONNOIR DE L'ORIFICE INTERNE.

Telle est la dernière indication opératoire. Disons tout de suite que cette disposition anatomique serait sans objet et sans puissance, si elle n'était préparée par les précautions minutieuses que nous venons de passer en revue.

En fait, il faut que le goulot infundibulaire de l'orifice interne soit remplacé par un plan de péritoine.

Ce plan ne sera parfait que s'il est bien tendu. Il ne sera bien tendu que si la ligature a étreint la pellicule la plus mince possible du sac, en sorte que l'on peut dire, sans paradoxe, que le péritoine sera d'autant plus puissant à résister à la reformation de la hernie qu'il sera plus mince.

Il représentera une petite surface froncée en étoile, dont les rayons auront pour centre la ligature au collet.

Mais pour que ce collet soit utilement lié et solidement constitué en plan de résistance, il est nécessaire que la ligature porte exclusivement sur le péritoine.

Ici les difficultés commencent.

Pour assurer la parfaite dissection de la membrane séreuse, on l'attire en bas, comme le faisait C.-B. Ball dans son procédé de cure radicale par torsion, mais si on l'amincit à l'excès, le danger est qu'on peut l'arracher. Si on ne l'amincit pas, on ne peut pas espérer qu'elle s'élève et se détache du plan du tissu cellulaire et du fascia dont elle n'aura pas cessé de dépendre.

Ainsi, avec le mode opératoire actuel, une dissection complète est longue, difficile et dangereuse ; une dissection incomplète, en n'assurant pas l'indépendance de la membrane péritonéale, en lui laissant ses adhérences avec les couches qui plongent dans le trajet inguinal, une dissection incomplète compromet le succès final de la cure.

Le procédé que nous allons décrire nous permet

de réaliser sans perte de temps les indications de la cure radicale des hernies, que nous avons dû exposer longuement.

Autrement courte sera la description de notre manuel opératoire : nous l'avons déjà mis à l'épreuve près de vingt fois, chez des adultes ou chez des enfants, et nous lui avons été redevable d'une rapidité d'exécution qui est un facteur important du succès des opérations, surtout aux âges extrêmes de la vie.

Ainsi, la lenteur laborieuse de l'opération, — la blessure possible du canal déférent, des vaisseaux et des nerfs, — les échappées dangereuses de l'intestin, tels sont les écueils de l'opération, telle qu'on la pratique aujourd'hui. Une dissection approximative et insuffisante a, nous l'avons vu, pour conséquence l'imparfaite oblitération du trajet herniaire et l'impossibilité d'effacer entièrement l'entonnoir de l'orifice interne, l'établissement d'un plan résistant étant subordonné à l'isolement régulier de la pelure péritonéale.

Un résultat incomplet dépend souvent des difficultés de la dissection, et ces difficultés tiennent à ce fait que la dissection s'exécute dans une région anatomiquement bouleversée, de telle sorte que toutes les surprises du bistouri sont possibles.

Or, ces surprises sont possibles parce que non seulement les vaisseaux et le canal déférent ne sont plus à leur place, mais parce que la recherche et la poursuite qu'on en fait ont pour théâtre un terrain mouvant et mal soutenu.

Soulever et fixer le terrain, faire en sorte que les vaisseaux, au lieu de se dérober, se montrent et s'étalent, faire en sorte surtout que la séreuse du sac soit disséquée aussi mince que le péritoine dont elle est la continuation et soit, sans tâtonnement, sans échappée, sans boutonnière, isolée dans son intégrité, énucléée aussi aisément et aussi complètement qu'un lipome, tel est le but que nous avons visé et que nous pensons avoir atteint.

DESCRIPTION DE L'APPAREIL

Un ballon de caoutchouc rouge, mince et souple, en forme de poire, ayant en moyenne une longueur d'axe de 10 centimètres et un diamètre maximum de 6 centimètres au moment du gonflement; ce ballon recevant à sa base ou sur son côté (fig. 1) un tube de caoutchouc muni d'un robinet pour établir ou interrompre à volonté la communication avec un insufflateur, tel est, dans sa simplicité, l'appareil que M. Galante a construit, il y a quatre ans, sur nos indications.

Cette poire, repliée dans le sens de sa longueur, passe aisément à travers une boutonnière de 25 millimètres ; elle a donc moins que le volume de l'index.

Le caoutchouc est coloré du rouge le plus intense, de façon à permettre d'apprécier par transparence la minceur de la dernière couche à laquelle la dissection est arrivée.

Comme le ballon n'a pas seulement pour objet d'emplir et de distendre le sac herniaire, mais aussi de plonger dans le trajet inguinal, les proportions qu'il doit avoir ne sont pas indifférentes; voici celles auxquelles je me suis arrêté :

Un ovoïde de 8 à 10 centimètres de grand axe, dont la grosse tubérosité serait inférieure et dont la petite extrémité se continuerait avec un prolonge-

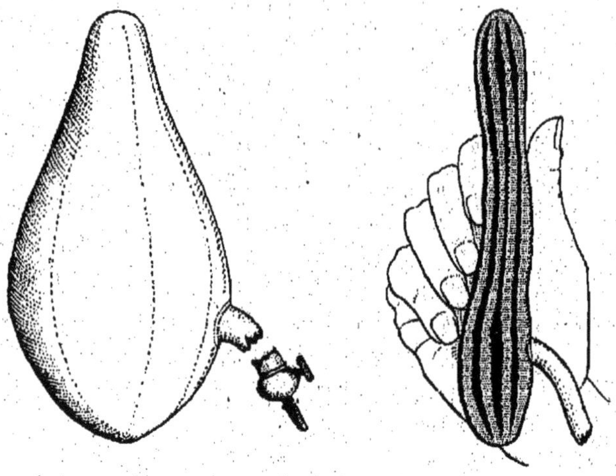

ment cylindrique à extrémité mousse de 3 centimètres environ, destiné à se loger dans le trajet inguinal, à le distendre et à l'oblitérer pendant l'insufflation.

L'appareil que nous employons pour les enfants est plus petit : de 4 à 6 centimètres de grand axe, avec les diamètres du globe et de l'extrémité en proportion.

Ajoutons que pour un certain nombre de cas et surtout quand on se propose de pousser la dissection loin au delà de l'écartement des piliers, il y aurait avantage à insérer le tube d'insufflation, non pas à la grosse extrémité du ballon, mais sur le côté, de façon à distendre également et simultanément la totalité du sac, sans être gêné par le tube qui correspondrait ainsi directement de côté à la boutonnière du sac. C'est d'ailleurs le modèle auquel nous nous sommes définitivement arrêté, et que reproduit le dessin ci-contre.

DESCRIPTION D'UNE

OPÉRATION DE CURE RADICALE

DE HERNIE INGUINALE

Les précautions d'usage ont été prises : le malade, purgé la veille, a pris le matin un lavement simple. Il est soigneusement lavé, largement rasé, s'il y a lieu, et endormi.

On le sonde. Une sonde métallique a l'avantage d'explorer la vessie et de nous donner l'assurance qu'elle ne prend aucune part au contenu de la hernie.

Premier temps. — Incision de la peau partant de la partie la plus élevée de l'anneau et se terminant vers le milieu du globe herniaire.

Ligature de deux ou quatre artérioles des honteuses externes : ce seront les seules ligatures de l'opération.

Section soit avec les ciseaux, soit avec le bistouri et la sonde cannelée des plans fibreux naturels ou adventices ; on s'arrête *au plus près* du sac.

PLANCHE I.

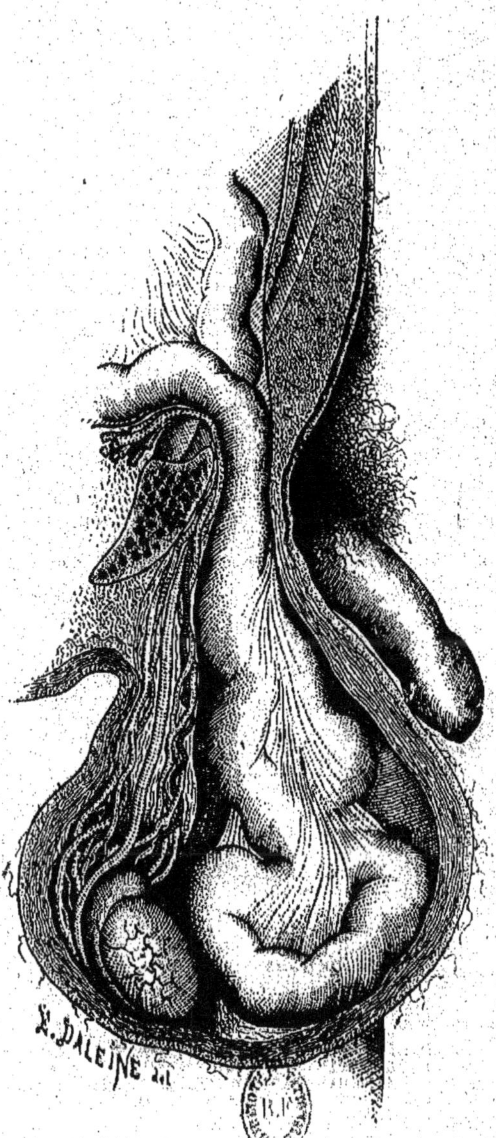

Hernie inguinale congénitale, avant l'opération.

PLANCHE II.

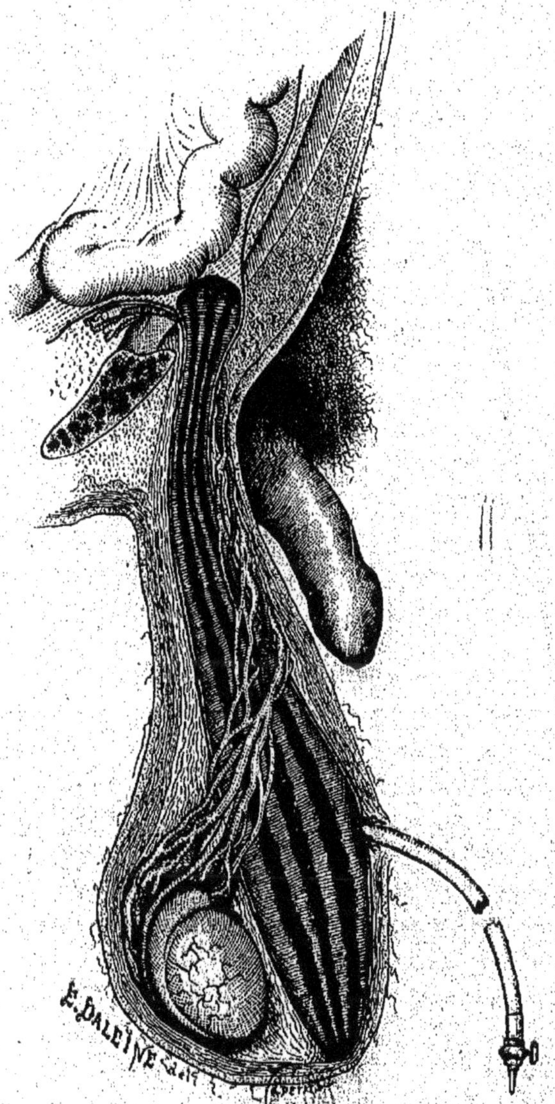

Troisième temps : Introduction du ballon replié. La petite extrémité engagée dans le trajet inguinal plonge dans la cavité abdominale.

PLANCHE III.

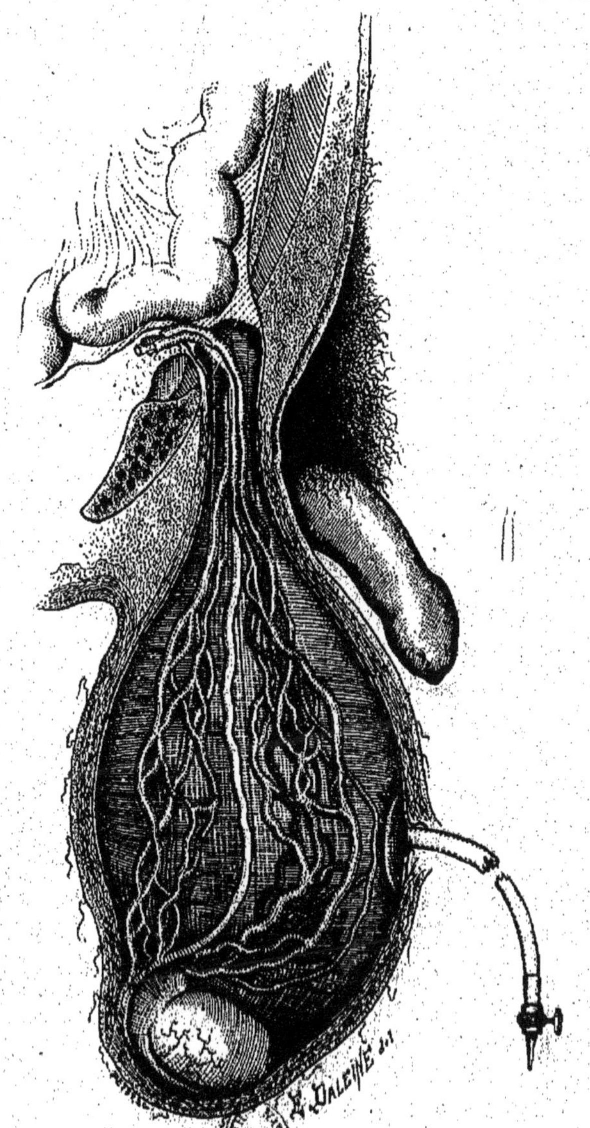

Le ballon étant distendu, les éléments du cordon s'étalent à la surface : le trajet inguinal est entièrement fermé.

Tel est le premier temps de l'opération ; il ne présente rien de particulier.

On a fait en sorte que le malade soit amené sur le lit d'opération, avec sa hernie dehors (Planche I).

Si, comme nous l'avons observé encore récemment, la hernie est rentrée et neveut pas sortir, l'opération est assez délicate.

Chez l'adulte, le doigt apprécie encore assez facilement la résistance fibreuse du sac et perçoit le glissement doux des surfaces séreuses l'une sur l'autre, mais chez l'enfant, avec ses tissus jeunes et sans consistance, cette perception fait défaut et c'est en cherchant soigneusement et avec prudence qu'on arrive à découvrir le sac déshabité.

Quand le sac est plein, la tâche est au contraire facile.

DEUXIÈME TEMPS. — Le deuxième temps commence.

Il consiste à établir une petite boutonnière sur le sac.

Si le sac est tendu à l'excès, on pratique un petit taxis destiné à rentrer une partie de l'intestin. La tension de la poche étant moindre, il est possible de la pincer entre les doigts et de faire une ouverture de 4 ou 5 millimètres qui laisse apercevoir directement l'intestin.

Deux pinces à forcipressure servent à fixer les bords et à marquer l'orifice que l'on élargit pour y engager le doigt.

Ici plusieurs éventualités sont à considérer :

α La hernie est réductible en totalité;

β La hernie est réductible en partie seulement;

γ La hernie est absolument irréductible par adhérences;

δ Enfin c'est après le débridement et la rentrée de l'intestin étranglé, c'est après la kélotomie, qu'on pratique l'opération de la cure radicale.

***

α. LA HERNIE EST RÉDUCTIBLE EN TOTALITÉ.

C'est le cas le plus simple; c'est le cas ordinaire de la hernie congénitale des enfants, c'est le cas le plus commun des hernies acquises chez l'adulte : il nous servira de type. La rentrée de l'intestin s'effectue aisément dans la grande majorité des cas. Mais parfois, quand il y a plusieurs anses intestinales et que l'intestin « se défend » sous je ne sais quelle influence, la réduction, qui semble *a priori* devoir être si facile, est longue et laborieuse, et l'on voit une anse sortir à mesure que l'on réduit les autres.

C'est ce qui nous est arrivé dans la seconde opération pratiquée sur l'enfant de huit mois, à la hernie double, contre-temps qui a prolongé la durée de l'opération un peu au delà des limites dont nous avons l'habitude.

La hernie étant réduite, le doigt s'engage dans

l'ouverture du sac que gardent les deux pinces et procède à l'exploration des choses.

Cette exploration, pour être rapide, n'en doit pas moins être méthodique.

Le doigt plonge d'abord au fond du sac et cherche le testicule. S'il le touche, il acquiert cette notion que la hernie est congénitale et que l'on aura certainement affaire de très près, dans la dissection, aux éléments du cordon.

S'agit-il d'un enfant, si le testicule ne se trouve pas dans le fond du sac, il faut avant tout le chercher.

Le doigt remonte alors vers l'anneau et poursuit.

Si le testicule est à l'orifice externe, il l'abaisse un peu, se substitue à lui, s'engage dans le trajet, s'assure non seulement que l'intestin est rentré, mais encore qu'il n'a pas d'adhérences avec le pourtour de l'orifice interne.

Si le testicule est à l'orifice interne, le doigt en tâte la mobilité et les facilités de descente.

Enfin, si le testicule est introuvable, s'il peut être réputé en ectopie abdominale, c'est-à-dire dans un état d'ectopie telle qu'il échappe aux conditions d'étranglement inhérentes aux rapports avec les anneaux, il convient de se conduire comme s'il était normalement descendu.

Je demande toutefois à ne pas m'arrêter à ces deux dernières éventualités : je ne les ai pas encore rencontrées et la pratique de l'opération radicale n'est pas assez généralisée aujourd'hui, pour que je puisse, à défaut de mon expérience propre, me rattacher à l'opinion d'autres chirurgiens.

Quoi qu'il en soit, qu'il s'agisse d'une hernie acquise des adultes ou qu'il s'agisse d'une hernie inguinale congénitale, avec testicule migré hors de l'abdomen, le résultat important de cette exploration méthodique aura été de nous fournir l'assurance qu'on peut hardiment procéder à la cure radicale, sans s'exposer à l'incarcération ou à la compression de l'organe testiculaire.

Troisième temps. — Au doigt qui a exploré le sac, le collet et l'abdomen, on substitue lestement le ballon replié et on en engage la petite extrémité dans le trajet inguinal, aussi profondément que possible.

Le ballon s'étale dans le sac herniaire : deux points de suture ou à la rigueur deux pinces à forcipressure en forment la boutonnière au-dessus et au-dessous de son tube, et en quelques coups d'insufflation il se distend dans son plein. On veille, pendant le gonflement, à ce que la petite extrémité de la poire reste bien engagée dans le trajet inguinal, afin qu'elle s'oppose utilement à la sortie de l'intestin pendant l'opération (planches II et III).

Dès ce moment, la situation est simplifiée et l'action sera des plus faciles.

Nous n'avons plus devant nous une hernie qu'il fallait attaquer avec la circonspection de tous les dangers que nous énumérions plus haut ; nous avons en réalité une tumeur, l'idéal des tumeurs, dure, lisse, régulière, bien circonscrite et mobile qu'il s'agit de saisir et d'énucléer avec la pellicule péritonéale qui l'entoure et qu'elle distend.

Que le sac ait été primitivement *cylindrique, conoïde, globuleux, moniliforme,* peu importe : il a maintenant la forme régulière de la poire qui l'emplit.

La forme du sac n'a pas en effet d'intérêt pour nous : ce qui importe, c'est le collet, son exacte dissection, son strict isolement jusqu'au-dessus de l'orifice interne.

Là est le nœud de la question.

Tout autour de la boutonnière fermée par les points de suture ou par les pinces, on fait une section circulaire, qui libère les enveloppes celluleuses, jusqu'à ce qu'on aperçoive très nettement la teinte rouge du caoutchouc à travers la mince épaisseur du sac.

Dès lors, nous sommes au point.

De bas en haut, avec ou sans la sonde cannelée, à petits coups de bistouri ou à grands coups de ciseaux, nous poursuivons en profondeur le plan de l'incision cutanée, jusqu'à la partie la plus haute de l'orifice externe du canal inguinal. Guidés par la transparence, nous serrons de près la fine pellicule du sac. Nous la mettons à nu de même dans la partie déclive de l'incision.

Dès lors l'opération n'est plus qu'une affaire de peu d'instants : avec le doigt, avec les ciseaux, avec la sonde cannelée et le bistouri, nous écartons les enveloppes et, éclairés par la teinte uniforme de notre ballon, nous sommes certains de ne pas laisser autour du sac des couches de parties molles dont la conservation est utile.

Nous sommes certains surtout de préserver et de rassembler les éléments épars du cordon : le canal déférent si peu consistant, si peu visible chez l'enfant, les veines spermatiques qui dans leur étalement se voient, sur la tension du ballon, comme un réseau bleuâtre qu'on récline, sans perdre une goutte de sang, l'artère spermatique qu'on aurait toutes les chances de blesser, si elle flottait encore avec ses flexuosités, dans un fond de parties molles mal présentées, mal éclairées et mal soutenues, les nerfs enfin qu'on ne voit pas et qui sont dégagés et mis à part avec tout le reste.

En quelques coups, les doigts se sont rejoints en arrière et le ballon de caoutchouc rouge, entièrement libéré avec sa pellicule séreuse, est dans nos mains, comme un sarcocèle énucléé.

C'est alors qu'il faut s'occuper de la dissection du haut.

Si l'incision des téguments a porté assez haut, si le bec du ballon s'est bien maintenu dans le trajet, l'entreprise est facile.

On exerce une certaine traction sur la poire pour attirer le péritoine aussi bas que possible et, avec le bistouri ou avec l'ongle, on poursuit le décollement le plus en avant qu'on le peut.

Si la teinte rouge du caoutchouc se montre partout fine et régulière, on est sûr que la poire seule distend le sac et qu'il n'y a pas d'intestin retenu ou pincé.

On en est plus sûr encore en exécutant la petite manœuvre que voici : on imprimera un mouvement de deux ou trois tours de torsion à la poire, pendant qu'avec l'ongle on rugine, en quelque sorte, le pédicule au maximum d'amincissement.

Il est permis alors, en toute sécurité, de traverser avec une aiguille chargée d'un double fil, catgut ou fil de soie, et de le lier entre deux anses croisées suivant le mode ordinaire.

La section du pédicule se fait à 1 centimètre au-dessous de la ligature.

Le pédicule remonte aussitôt et se perd dans le ventre.

On protège la partie supérieure de la plaie avec une éponge aseptique.

Il faut maintenant s'occuper du sac.

S'agit-il d'un sac de hernie acquise, la tension de la poire est utilisée pour la dissection de sa partie inférieure.

Ici, c'est plus expéditif encore : en quelques coups d'ongle et de ciseaux, la masse est circonscrite, décollée et chavirée.

On s'assure alors que la rapidité n'a pas été obtenue aux dépens de la perfection, en voyant ce sac, d'une minceur pelliculaire, égale partout et dont le poids, pour une hernie mesurant trois ou quatre fois le volume du poing, chez un adulte, atteignait *à peine 3 grammes* et chez un de vos petits opérés récents, 28 *centigrammes !*

Si la hernie appartient à la variété congénitale et si le testicule est au fond du sac, il faut conserver le péritoine qui constituera son enveloppe séreuse.

Dans ce cas, il est facile, mais il n'est pas nécessaire de suturer, en adossant les faces séreuses, les bords du sac suffisamment excisé pour assurer à l'organe spermatique la propriété de sa tunique vaginale.

C'est surtout quand la hernie a devancé la descente du testicule et que ce dernier s'est attardé au-dessus des bourses, qu'il est indiqué, comme nous le verrons plus loin, de faire la suture des piliers dans le double but d'empêcher sa rentrée et de faciliter sa migration en bas.

C'est là actuellement une question étudiée et réservée, dans l'histoire de la cure radicale des hernies.

Ce que nous pouvons dire aujourd'hui, c'est que la suture des piliers est une opération simple et facile, à condition toutefois qu'on ait porté l'incision des téguments très haut et qu'on ait disséqué méthodiquement et régulièrement dans son entier la pellicule péritonéale du sac, de façon à la bien suivre et à la voir nettement plonger dans l'intervalle des piliers saillants. Grâce à cette saillie des piliers et à l'englobement du tissu cellulaire dans les sutures, l'opération est aisée et les suites en sont profitables, puisqu'on n'a pas accolé l'une à l'autre deux lames de tissu fibreux dénudé, mais deux bandes garnies encore de leur couche de tissu lamineux.

Rien de cela n'est possible après une dissection qui ne laisserait au collet ni sa minceur, ni son indépendance, ni sa continuité.

***

β. LA HERNIE EST RÉDUCTIBLE EN PARTIE SEULEMENT.

Nous avons envisagé, jusqu'ici, le cas le moins complexe : un sac simple, péritonéal ou péritonéo-vaginal, libre de toute adhérence avec l'intestin ou avec l'épiploon.

C'est, il faut bien le dire, le cas le plus commun de l'histoire des hernies inguinales de l'enfance.

L'épiploon qui s'accole, avec tant de facilité, aux séreuses pariétales et viscérales, ne fait, on peut le dire, jamais partie du contenu d'une hernie inguinale infantile; quant à l'intestin, il faudrait, pour qu'il contracte des rapports solides avec le sac, des conditions d'ancienneté et d'accidents, que ne présentent pas les hernies du premier âge.

Pour exceptionnelles qu'elles sont, les adhérences ne sont pas impossibles. Elles proviennent généralement soit de l'usage d'un bandage qui a mal contenu une hernie ou l'a meurtrie et a provoqué de l'inflammation, soit d'un incident dû à l'imparfaite migration du testicule.

Les adhérences sont généralement moins solides que chez l'adulte, le temps leur ayant manqué pour qu'elles s'organisent solidement.

Quoi qu'il en soit, qu'il s'agisse d'un enfant ou

d'un adulte, le procédé du ballon distendu trouve également son application à l'opération des hernies partiellement réductibles et à leur cure radicale.

L'opération est commencée de la façon que nous avons décrite et le chirurgien arrive au voisinage, au plus près du sac. Le point délicat est alors de savoir où il faut en faire l'ouverture.

Le danger serait de tomber en plein sur une adhérence intestinale, si l'on n'avait pas soin de faire alternativement sortir et rentrer la hernie, de façon à sentir, par un pincement du sac, une zone, indépendante du contenu, que l'on pourra inciser sans crainte.

Il faut parfois tâtonner et nous avons, chez un de nos opérés de l'hospice d'Ivry, coupé successivement plusieurs plans avant de pénétrer une bonne fois dans la cavité herniaire.

Enfin l'ouverture est faite, les bords saisis et tendus par deux ou trois pinces à forcipressure. Le doigt élargit la baie et s'engage dans le sac, afin de bien reconnaître le siège, la nature et l'étendue des adhérences.

Chez l'enfant, les adhérences siègent généralement dans la région du collet. Si elles sont récentes, le doigt les décolle aisément et la réduction s'accomplit.

On n'oubliera pas toutefois quelle est, à cet âge, la fragilité de l'intestin, et ce n'est qu'avec une extrême prudence qu'on manœuvrera.

Si le doigt ne décolle rien d'emblée, il n'y a pas lieu d'insister.

Chez l'adulte, les adhérences partielles s'observent partout : au fond du sac, sur les côtés, au collet et même au pourtour de l'entonnoir abdominal de l'orifice interne.

Le doigt a donc reconnu la portion libre du sac.

On engage dans cet espace le ballon replié suivant son grand axe, on en engage la petite extrémité dans le trajet inguinal, si la chose est possible, et la boutonnière du sac étant recousue ou resserrée avec des pinces, on la distend lentement.

En se développant, le ballon refoule, sans les meurtrir, les parties contenues, il les étale sur sa surface, et le chirurgien a sous les yeux une tumeur d'une régularité variable, mais d'une consistance à peu près égale, dont il va pratiquer la dissection et l'énucléation avec autant de facilité, mais avec un peu plus de réserve que tout à l'heure.

C'est vers la partie libre, c'est dans la direction du ballon, immédiatement accolé à la séreuse, qu'il marchera d'abord ; c'est sur la teinte rouge du caoutchouc, aperçu par transparence, qu'il se guidera pour poursuivre le plan du décollement. C'est cette partie libre qui lui servira de ralliement. C'est là qu'il reviendra sans cesse pour décoller ces couches membraneuses, qui semblent renaître sous le bistouri et qu'on retrouve encore, alors qu'on croit toucher au but, jusqu'à ce qu'il arrive enfin jusqu'à l'irréductible minceur de la pellicule finale.

Sans s'occuper encore du contenu, il poussera la

dissection vers l'anneau, en attirant en bas la masse herniaire.

Alors, mais alors seulement, après avoir préparé par la dissection poussée très haut, l'élément essentiel du bon résultat de la cure radicale, il dégonflera lentement le ballon, élargissant à mesure la boutonnière vers le haut, les bords fixés et tendus au moyen de nombreuses pinces à pression.

Le contenu de la hernie se montrera ainsi régulièrement étalé et bien fixé sur la surface séreuse du sac et il sera permis de procéder, à ciel ouvert, à la reconnaissance et à la libération des adhérences.

S'agit-il d'un adulte et l'intestin est-il retenu par l'épiploon adhérent? l'épiploon sera lié, excisé; l'intestin libéré, paré, aseptisé et rentré.

Quand il a franchi le trajet et que le doigt, porté dans le ventre, s'est assuré qu'il n'y a pas d'adhérences à l'orifice interne, une pince large saisit le collet, le ferme et sert à attirer le péritoine aussi bas que possible, afin de pouvoir porter aussi haut qu'on le pourra, la ligature de catgut.

Chez l'enfant, l'exploration plongeante du doigt est d'autant plus nécessaire, que c'est là que siège généralement l'obstacle.

Est-ce une adhérence due à la contusion par le bandage, elle se décolle d'ordinaire sans peine et l'opération s'achève aussi facilement que tout à l'heure.

Dans bien des cas, l'obstacle est le testicule et il

faut toujours y penser, quand n'on a pas trouvé cet organe descendu dans le sac.

Il est souvent possible, si le cordon est assez souple et si le testicule n'a pas contracté d'adhérences au niveau du canal inguinal, de l'abaisser pour qu'il livre passage à l'intestin. Il est même permis parfois de l'attirer avec une certaine force, jusqu'à ce qu'on ait pratiqué, derrière lui, la suture des piliers.

Mais la situation est quelquefois très embarrassante et quelques chirurgiens n'ont pas hésité à pratiquer la castration.

L'intestin réduit, le testicule supprimé, le reste va tout seul et l'opération s'achève avec les précautions ordinaires.

***

γ. LA HERNIE EST IRRÉDUCTIBLE EN TOTALITÉ.

La hernie irréductible par adhérences totales ne s'observe pas chez les enfants.

C'est chez les adultes, à la suite d'engouements répétés et de poussées de péritonite herniaire, qu'on voit s'établir cette disposition malheureuse. Les hernies qui la présentent ne sont généralement pas des « hernies à étranglement », mais ce sont des « hernies à accidents », hernies douloureuses et inquiétantes, pour lesquelles l'opération de la cure radicale s'impose tôt ou tard. Pour cet ordre de cas, l'emploi de notre appareil est impossible, aussi la dissection est-elle longue, difficile et périlleuse.

C'est sur la consistance inégale et incertaine de l'intestin et de l'épiploon, que le chirurgien se guide pour arriver au plus près de la membrane séreuse interne du sac, et l'entreprise est d'autant plus difficile que l'épaisseur et la consistance de cette membrane ont pu être modifiées par les exsudats et les adhérences des péritonites antérieures.

Rien n'est plus facile que de s'y perdre, dans les incertitudes d'une dissection à tâtons ou de la dépasser et de blesser l'intestin.

C'est une affaire de circonspection, de patience, d'adresse et de flair.

Il faut souvent un long temps pour mener l'œuvre à bonne fin, une heure et même davantage.

Mais nous avons dit que ce type d'adhérences totales n'existait pas chez les petits garçons, et encore moins chez les enfants du premier âge, c'est-à-dire chez ceux qui supportent mal les interventions chirurgicales de longue durée.

LA CURE RADICALE

APRÈS LA KÉLOTOMIE

Un malade est pris d'accidents d'étranglement herniaire; le taxis ne réussit pas : on pratique la kélotomie.

L'intestin est rentré. L'opéré guérit, c'est-à-dire qu'il sort, la vie sauve, de la périlleuse aventure.

Tôt ou tard, l'intestin reprend possession du sac : la reproduction de la hernie est à peu près inévitable, en effet, si l'on a rien fait de plus que le débridement.

La reproduction de la même infirmité, avec l'éventualité du retour des accidents capables de mettre à tout propos la vie en question, a de tout temps préoccupé les herniotomistes, et la liste est longue des moyens qui ont été imaginés et essayés pour amener, à l'occasion de l'opération du débridement, la guérison définitive.

On trouvera, dans le savant travail de M. Paul Segond[1], la description la plus complète de tout ce

1. *Cure radicale des hernies.* Thèse d'agrégation. Masson, éditeur, Paris, 1883.

qui a été conçu, combiné et tenté pour assurer la cure radicale de l'*infirmité herniaire*.

On verra que, dans les premiers temps, le nombre des échecs égalait à peu près le nombre des tentatives : le chiffre des cas de mort (et il était élevé) marquait la différence.

Ainsi allaient les choses avant la période antiseptique de la chirurgie : la longueur de l'opération, l'incertitude de ses résultats, la fréquence des suppurations, l'éventualité d'une propagation de l'inflammation au péritoine, en un mot le danger de tuer le malade qu'on venait d'arracher à la mort, par l'exécution d'une manœuvre opératoire, dont l'efficacité était plus que problématique, tout cela semble avoir, pendant un siècle et demi, rendu les chirurgiens circonspects, si bien qu'il existe encore aujourd'hui des maîtres qui professent que tenter la cure radicale après la kélotomie, c'est s'exposer à lâcher la proie pour l'ombre.

Les tendances actuelles sont différentes : la chirurgie des hernies est devenue inoffensive dans ses hardiesses, et les manœuvres de la cure radicale n'ajoutent pas à l'opération de la kélotomie les dangers que les anciens redoutaient.

A une époque encore récente, où les meilleurs esprits hésitaient encore, M. Berger écrivait : *La cure radicale de la hernie sera antiseptique ou elle ne sera pas*. Sans antisepsie, il ne faut effectivement rien faire, rien tenter.

L'opération de la cure radicale n'est pas en vérité

un coup d'audace, une entreprise hérissée de difficultés insurmontables pour le plus grand nombre. C'est à tort qu'on a prétendu en faire une grosse opération à la réussite de laquelle il n'était pas donné à tout le monde de prétendre.

Rassurons-nous : c'est, quoi qu'on en ait dit, une opération simple, à l'exécution de laquelle suffisent les médiocres qualités de l'ordre, de la patience et de la propreté, qui sont des valeurs courantes, élémentaires et qui représentent, pour ainsi dire, l'orthographe de la chirurgie.

Quand, en effet, on suit avec attention la marche d'une opération de cure radicale bien conduite on ne s'étonne plus des statistiques avantageuses : de toutes les éventualités, la mort certes serait la plus improbable.

Le point difficile aujourd'hui est, non pas de ne pas tuer son malade, mais de le guérir de son infirmité.

Or, on ne guérit complètement une hernie qu'en supprimant la totalité du sac et du collet, et cet suppression n'est efficace que si elle est complète, surtout en haut.

Dans l'opération d'emblée de la cure radicale, faite en dehors de l'occasion de la kélotomie, l'ablation de la membrane séreuse est laborieuse, elle l'est bien davantage après la levée de l'étranglement, quand il ne s'agit plus d'extirper une pellicule anatomiquement normale, mais qu'on se trouve en présence d'une membrane rouge, enflammée par l'accident récent et par les tentatives de réduction, adhérente aux couches sous-jacentes et dont la dissection donne forcément du sang en abondance.

Beaucoup de sang versé, beaucoup de temps perdu, deux points sur lesquels nous revenons toujours, car ils représentent les deux facteurs les plus puissants de l'insuccès dans la chirurgie infantile.

Faut-il ajouter qu'après la kélotomie, l'intégrité du collet du sac est altérée, soit qu'on ait fait un débridement unique, soit qu'on ait, suivant le conseil de Louis et de Vidal (de Cassis) pratiqué dans tous les sens de petites sections rayonnantes.

Et alors, on part d'une séreuse péniblement disséquée dans le sang, enlevée par pièces et par morceaux, reprise, perdue et retrouvée, à la recherche d'un collet que la kélotomie a lacéré et qui ne donne plus les garanties de consistance et de solidité nécessaires pour parfaire la dissection, pour abaisser l'entonnoir péritonéal et pour recevoir une ligature capable d'assurer une parfaite occlusion.

Le procédé de la distension du sac herniaire par le ballon ne met pas seulement à l'abri de ces tâtonnements opératoires, il ne permet pas seulement de bien descendre le collet et de l'amener sous nos yeux pour l'étreindre convenablement dans la double anse de catgut, il permet aussi de faire une opération nette, rapide et sans effusion de sang.

Ce sont là des avantages d'autant plus considérables qu'on touche à l'époque la plus rapprochée de la naissance. A ce point de vue, l'observation que voici nous a paru démonstrative : il s'agissait d'un *enfant de douze mois*, atteint de hernie étranglée.

OBSERVATION

Hernie inguinale étranglée : enfant de douze mois. — Tentatives répétées de taxis. — Kélotomie et cure radicale. — Guérison.

Charles Van-Mol, demeurant rue d'Aboukir, 64, est amené à l'hôpital Tenon, le 25 juin 1890, salle Boyer, n° 3.

Le père, qui est tailleur, est porteur depuis son enfance d'une hernie inguinale : c'est le seul antécédent pathologique de la famille.

Notre petit malade est un enfant sain et vigoureux, né à terme, le 19 juin 1880. Il n'a jamais été malade.

Pas de coqueluche. Pas de rougeole. Appareil digestif excellent.

Il a été mis en nourrice à la campagne et nourri au sein pendant les premiers neuf mois.

Ses testicules étaient descendus et il avait le nombril bien cicatrisé.

A six semaines, la nourrice s'aperçut qu'il avait une hernie : on lui expédia de Paris un petit bandage de caoutchouc qu'on ne sut pas lui appliquer et quand, il y a trois mois, on le rendit à sa mère, l'infirmité était constituée.

On essaya à Paris divers bandages à ressort, et

jamais la hernie ne fut complètement dominée : elle sortait souvent, sans causer de grandes douleurs, on la rentrait avec assez de facilité, mais, nous dit la mère, cette rentrée était toujours brusque et s'accompagnait de gargouillement.

Le mardi soir, 24 juin, l'enfant pleurait, la hernie sortit brusquement, devint plus volumineuse et plus dure que d'ordinaire.

La mère essaya vainement de la rentrer. Un médecin appelé à dix heures essaya à son tour à plusieurs reprises.

Le mercredi matin, à six heures, à l'Hôtel-Dieu, l'interne de garde pratiqua le taxis pendant quinze minutes, n'aboutit à rien et téléphona à Tenon pour avoir un lit à la crèche. Il y avait donc eu, en douze heures, trois tentatives soutenues de taxis.

Le mercredi 25, l'enfant souffrait beaucoup et ne cessait de crier. *Le cri n'augmentait pas la tension de la hernie.*

Le ventre était dur et non ballonné. Il y avait eu deux vomissements bilieux depuis le taxis de l'Hôtel-Dieu.

La face n'était pas grippée, l'état général était assez bon à neuf heures et demie, le pouls plein et régulier.

Les reins fonctionnaient bien : devant nous, dans un effort, l'enfant émit 100 grammes d'une urine limpide.

La hernie a le volume d'une petite poire (trois fois le volume du poing de l'enfant), elle est lisse, régulière et douloureuse partout.

On ne sent pas le testicule.

Du côté gauche, on trouve le testicule de volume normal et bien descendu. Pas d'ecchymoses ni de meurtrissure du scrotum.

Chez un adulte, l'expectation eût été justifiée dans une certaine mesure, par tous ces éléments en somme assez favorables.

Mais il s'agissait ici d'une hernie congénitale, d'une hernie à rentrée brusque, à collet étroit et serrant ferme l'intestin, puisque les cris n'augmentaient pas la dureté de la tumeur, d'une hernie qui avait résisté à des tentatives de taxis soutenues. Il était indiqué de remettre sans perdre de temps les choses en place et de faire profiter précisément de ce bon état général le taxis que nous allions essayer ou la kélotomie, si nous devions y être conduit.

Dans ces conditions, pendant qu'on prépare l'outillage opératoire, nous tentons la réduction sous le chloroforme et en nous aidant de la glace.

Après dix minutes de travail, on se décide à agir.

Opération le 25 juin à dix heures, avec l'assistance de mes internes MM. Camescasse et Pescher et des externes de service.

Incision verticale de 5 ou 6 centimètres partant du haut de l'anneau.

Ligature d'une seule artériole honteuse sur la lèvre externe de la plaie.

On gagne rapidement, en deux ou trois coups de bistouri, la partie moyenne du sac.

On le pince, on l'ouvre avec précaution : il

s'échappe à peine une demi-cuillerée à café de sérosité : c'est presque une hernie sèche. On élargit l'ouverture avec les ciseaux et on en maintient les lèvres béantes avec deux pinces à forcipressure.

On s'aperçoit alors que la séreuse de l'intestin a reçu un petit coup de ciseaux, mais la blessure est toute superficielle et n'empêchera pas de tenter la réduction directe, si l'on peut se dispenser du débridement.

Le doigt porté au fond du sac reconnaît le testicule de volume normal et bien descendu à sa place. Le taxis direct ne venant pas à bout de l'étranglement, le bistouri de Cooper est introduit et sectionne à petits coups, en avant et en arrière, le collet du sac qui a une consistance très accentuée.

La réduction se fait sans peine.

Lavage soigneux du sac et du testicule.

L'intestin rentré, la surface interne du sac se montre à nous sillonnée de plis longitudinaux, roses, tomenteux et tout fait semblables à ceux de la cavité d'une vessie vide.

Il est certain que dans ces conditions la dissection de la pellicule péritonéo-vaginale coûterait beaucoup de peine et donnerait beaucoup de sang. Il est donc nécessaire, pour profiter des avantages de la distension par le ballon, de reconstituer le sac.

Le ballon étant engagé, à la place du doigt, par sa petite extrémité aussi haut que possible dans le trajet inguinal, on rapproche les lèvres de l'ouverture du sac avec trois pinces et on insuffle doucement l'appareil qui se tend, de manière à former une véritable tumeur ovoïde. Refoulement rapide et facile des éléments du cordon qui les montrent étalés en avant et en dedans de la « tumeur factice ».

Dissection prompte et refoulement de *cinq* ou *six* pelures celluleuses, jusqu'au moment où la teinte rouge du caoutchouc apparaît assez nette, pour accuser par sa transparence l'extrême minceur de la pellicule finale.

La dissection du collet se fait aussi haut que possible et sans être gênée par les entailles du débridement du bistouri de Cooper dont nous compensons les inconvénients au point de vue de la solidité par quatre demi-tours de torsion, suivis d'une traction assez forte en bas.

Ligature avec une anse double croisée de catgut n° 1.

Section à un centimètre au-dessous : la ligature disparaît instantanément, enlevée dans le ventre. Le sac est renversé et excisé.

Conservation en bas d'une petite surface séreuse suffisante pour vaginaliser le testicule.

Le sac herniaire enlevé est homogène, mince et transparent : il a la capacité d'un petit œuf et pèse 28 centigrammes.

Lavage à la solution boriquée ; sutures de la peau au catgut. Drain.

Pansement à sec avec la poudre de salol. L'opération : kélotomie, reconstitution du sac, manœuvre de la cure radicale, suture, tout avait duré vingt-cinq minutes : l'enfant avait dépensé 10 grammes de chloroforme. Il n'avait pas perdu 10 grammes de sang.

Les suites furent extrêmement simples.

25 *Juin*. — Dans la journée, pas de douleurs, pas de vomissements. Ventre encore dur. Miction facile, urine claire.

Gaieté. Lait et grog. Température rectale, 38°,4; pas de gaz ni de selle.

Sommeil calme, toute la nuit.

26 *Juin*. — Émission de gaz; le matin, T. 38°,2. Excellent état. L'enfant semble avoir appétit. Deux selles bien moulées à deux heures.

Le soir, T. 38 degrés.

27 *Juin*. — T. 38 degrés le matin. Selles abondantes. Nous levons le pansement dans la crainte qu'il aurait pu être souillé par l'urine : il n'en est rien. Les sutures s'annoncent bien.

La région est rouge et tuméfiée, pas douloureuse; raccourcissement du tube.

Pansement sec avec le salol.

28 *Juin*. — État général excellent. Selles normales.

T. 38 degrés. On retire le tube; l'enfant sort tous les jours dans les jardins depuis ce moment. Rien à noter dorénavant.

10 *Juillet*. — Exeat.

Nous revoyons l'enfant le 21 et le 29 juillet : il n'y a plus de tuméfaction, pas de douleur. Pas d'impulsion herniaire.

RÉSULTATS ÉLOIGNÉS DE L'OPÉRATION

DE LA

CURE RADICALE DES HERNIES

Nous avons longuement décrit un procédé qui fait de l'opération de la cure radicale, pratiquée soit en dehors, soit à l'occasion de l'étranglement herniaire, une opération facile et inoffensive, et nous avons montré que le procédé n'a pas seulement pour avantage de donner à l'action chirurgicale une précision, une rapidité et une économie de sang, qu'on n'obtient pas généralement, mais qu'il assure, par le fini de la dissection de la séreuse, l'effacement de l'entonnoir péritonéal et, grâce à la réserve intégrale et sans mâchures du tissu cellulo-fibreux refoulé, le remplissage du canal fibro-musculaire, le renforcement du trajet, la suppression du point faible, en un mot.

Avec d'aussi minutieuses précautions, nous pouvions avoir l'espérance de réaliser la cure radicale dans un résultat que nous avons défini : « Une hernie qui n'existe plus et qui ne reviendra pas? »

Les faits ont-il répondu à notre espérance?

Si nous disions simplement que sur 20 opérés, sans un cas de mort, dont 16 revus après un temps variable entre quatorze mois et trois ans, nous avons eu :

2 réapparitions de hernie complète dans le scrotum ;

2 réapparitions de hernies ne dépassant pas l'aine ;

4 pointes de hernies et 8 guérisons définitives.

Le chiffre de 8 récidives, à degrés divers, sur 16 opérés revus, ce chiffre de 50 p. 100 représenterait l'exactitude plutôt que la vérité.

Il ne représenterait pas la vérité, car il y a dans ces seize cas des conditions anatomo-pathologiques tout à fait dissemblables, que l'observation clinique différencie, suivant leurs caractères multiples, leur modalité, tandis que la statistique les rassemble sur le seul caractère de leur existence, dans la confusion de son apparente clarté.

C'est surtout, en effet, la question d'âge qui domine le pronostic de la cure radicale des hernies.

Il est certain que chez l'adulte, et à plus forte raison, chez le vieillard, la charpente et l'agencement d'un trajet herniaire est susceptible de peu de modifications; que l'intestin ne sorte plus, que le trajet soit comblé par un remplissage suffisant pour soutenir l'effort des viscères avec le secours du bandage, que le malade débarrassé d'une infirmité déprimante reprenne quelque embonpoint, l'élargissement du trajet cessera de se faire, l'écartement des piliers ne s'accentuera plus et cette amélioration d'un état, dont la fatale destinée était de s'aggraver progressivement, pourra marquer la première étape de la guérison définitive même chez l'adulte hernieux et fatigué. Elle pourra le faire espérer, elle n'en donnera pas la certitude.

Il en est tout autrement dans l'enfance.

A cet âge, les tissus jeunes, écartés par le passage de l'intestin, nous offrent toutes les ressources de leur souplesse.

La pression qui les distendait une fois supprimée, ils tendent à revenir à leur forme première.

Le tissu fibreux ne possède pas encore la rigidité définitive ni le mode de vitalité spéciale aux aponévroses et aux faisceaux de l'âge mûr.

Enfin, l'irritation opératoire provoque dans l'intimité de la région un processus de prolifération plus vivace et plus riche.

Il y a plus : il faut, dans l'appréciation des résultats de l'opération des hernies pendant l'enfance et la jeunesse, tenir compte, non plus seulement du fait absolu de la *natura naturans*, de la vitalité réparatrice, il faut encore tenir compte des changements relatifs, survenant avec l'âge dans les proportions de la région.

La hernie inguinale siège dans un triangle qui aurait pour côtés l'arcade de Fallope, en bas; une partie de l'extrémité inférieure de la ligne blanche, en dedans; et en haut, une ligne horizontale étendue de l'épine iliaque antéro-supérieure à la ligne blanche.

L'aire de ce triangle, sur un adulte de taille ordinaire, étant par exemple de 100 centimètres carrés et la baie de l'orifice externe de 5 centimètres carrés, on peut dire que le rapport de l'ouverture herniaire, à cette partie de la paroi abdominale est de 5 p. 100.

Que cette hernie d'adulte soit opérée, que, le trajet étant libéré des assauts de la poussée herniaire, l'orifice externe se rétrécisse de la moitié par exemple, le rapport ne sera plus que de 2,5 p. 100.

Chez l'enfant, et je ne veux pas parler d'un nouveau-né, chez un enfant de six ans, par exemple, je suppose que l'aire du triangle fictif soit de 30 centimètres carrés, le rapport entre la baie herniaire et cette partie de la paroi abdominale, plus élevé que chez l'adulte, sera de 6,5 p. 100 environ.

Si, la hernie étant opérée, l'orifice se rétrécissait seulement de moitié, le rapport, après la guérison, serait de 3,25 p. 100, mais il faudrait admettre que les dimensions de l'aire du triangle ne se soient pas accrues dans le développement physiologique du jeune sujet. Or, nous savons qu'entre la sixième et la huitième année l'aire du triangle a plus que doublé, et si nous admettons (et nous sommes au-dessous de la vérité) que l'orifice externe ne se soit diminué, comme chez l'adulte, que de moitié, nous aurions une baie de 1 centimètre carré sur un triangle de 70 centimètres carrés, c'est-à-dire un rapport de

1,4 p. 100, au lieu de 3,25 p. 100 avec la surface du triangle que nous avons envisagé.

L'enfant grandit, et chaque année diminue progressivement la proportion, jusqu'au moment où le trajet aura repris sa conformation et ses dimensions normales.

Et ce n'est pas tout : pendant que l'aire du point faible se rétrécissait par rapport à la surface de la paroi abdominale, le calibre de l'intestin se développait de son côté, de telle sorte que d'une part, le trajet étant plus étroit, et d'autre part les viscères ayant augmenté de volume, les conditions de production de la hernie sont devenues, par cela même, extrêmement aléatoires.

L'opération avait constitué un obstacle, le développement naturel l'a transformé, pour ainsi dire, en une impossibilité.

Mais cette impossibilité de se reproduire, qui est l'objectif idéal de la cure radicale d'une hernie, ne devient une réalité que grâce à l'organisation d'un obstacle parfait à l'issue de l'intestin au dehors, et nous avons longuement expliqué comme cette perfection de l'opération se ramène à l'effacement de l'entonnoir péritonéal et à la constitution d'un solide soutien (Planche IV).

Or c'est par l'insuffisance du soutien que la récidive a lieu.

Le point faible, temporairement étayé, redevient point faible; le péritoine se déprime, il s'étend, il glisse; le plan de la séreuse devient un godet, le godet une poche, la poche un sac, sous l'impulsion de l'intestin qui s'engage dans la voie qui lui avait été fermée et reprend possession de la région qu'on avait gagnée sur lui.

Chez l'adulte, la défectuosité du soutien dépend de l'insuffisance des parties molles, incapables, malgré les réserves d'une dissection minutieuse, de combler le vaste espace du canal herniaire évacué. Elle dépend aussi de la persistance de l'écartement des piliers, dont les fibres se prêtent mal, dans leur vitalité précaire, à des adhérences avec les tissus de remplissage refoulés.

Aussi, l'emploi d'un bandage est-il nécessaire pendant un temps plus ou moins long.

Mais si l'usage du bandage est nécessaire à perpétuité, nous pouvons affirmer qu'il n'y a pas eu, à proprement parler, une cure radicale de la hernie.

Est-ce à dire pour cela qu'on ait eu tort d'agir et que l'opération ait été inutile ? Nullement.

Elle a été avantageuse en ce sens que si elle n'a pas guéri la hernie, elle l'a transformée en une pointe de hernie simple, facile à contenir. Elle a placé, en un mot, un malade atteint d'une hernie complexe, déprimante et dangereuse, dans les conditions d'un homme qui traite par un bandage une hernie à son début.

Chez l'enfant et chez le jeune homme, on ne rencontre guère, à vrai dire, la réunion de ces circonstances qui rendent la cure radicale aléatoire.

Il faudrait vraiment tomber sur une hernie très

PLANCHE IV.

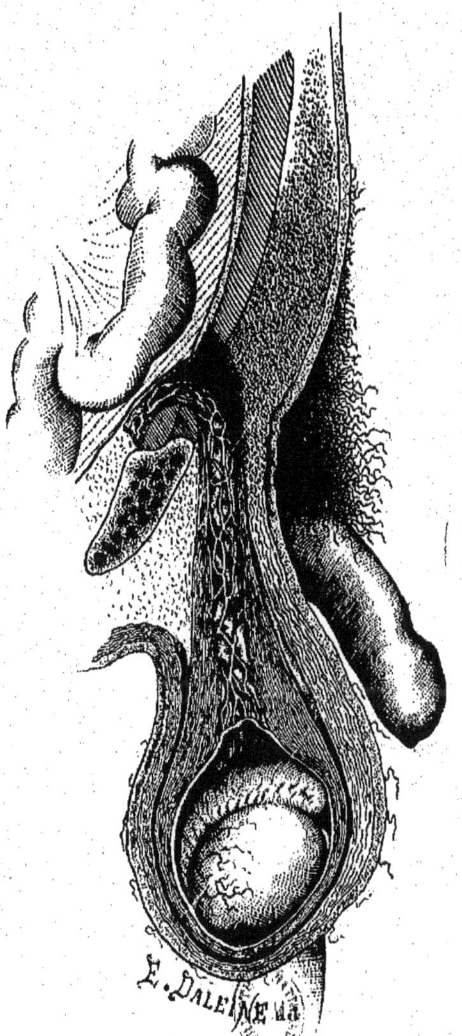

Hernie inguinale guérie radicalement.

large d'ouverture, avec une paroi abdominale flasque et mal musclée, il faudrait les coïncidences d'une rougeole, d'une coqueluche ou d'une bronchite pendant les mois qui suivent l'opération, pour que les soutiens n'affirment pas leur solidité.

Nous avons expliqué comment le tissu cellulaire de remplissage vivace se fond presque dans le tissu encore jeune des piliers qui, n'étant plus battus en brèche, se rapprochent.

Mais il y a des cas dans lesquels nous pensons qu'il faut aider à ce rapprochement.

Quelque idée qu'on se fasse du mode physiologique d'accolement des tissus fibreux, il est certain qu'il n'est pas indifférent, dût la suture ne pas opérer de fusion définitive, de maintenir devant l'ouverture un soutien naturel et résistant pendant les premiers mois qui suivent l'opération.

Cependant la majorité des chirurgiens repoussent la suture des piliers. Ils la condamnent comme inutile et difficile.

Inutile, c'est ce qu'il faudrait démontrer et c'est précisément le point en question.

Difficile, elle l'est, à n'en pas douter, si on suit le procédé opératoire usité généralement, qui attaque le sac sur son plein.

Elle serait moins difficile, si l'incision portait, non pas seulement, comme nous la pratiquions nous-même d'abord, de la partie la plus élevée de l'orifice externe au milieu de sac, mais de deux bons centimètres plus haut, dans l'aire même des fibres arciformes.

Grâce à cette haute incision, l'orifice externe n'est plus dans le fond de l'angle supérieur de la plaie, plus tangible que visible : on le domine, on le voit, on le mesure, on le rétrécit et, sans s'attarder, en ce qui concerne les piliers, à des minuties nuisibles de dissection, à des pratiques illogiques d'avivement (comme si l'avivement avait sa raison d'être sur des tissus dépourvus de vaisseaux !), on saisit dans une anse de soie fine bien aseptique, ou bien de fil d'argent comme Stokes le conseille, ou mieux de fil d'or affiné, comme nous venons de le faire pour la seconde fois au moment où nous corrigions les épreuves de ce mémoire, les piliers et le tissu cellulaire qui les recouvre, en protégeant avec le doigt, dans le trajet, les vaisseaux du cordon.

Les premières anses s'appliquent le plus haut possible, au-dessus de l'orifice.

Ce sont comme les « arrêts » d'une boutonnière, qui semblent renforcer les fibres arciformes et de là, en descendant, on accentue le rapprochement, sans craindre de multiplier le nombre de ces ligatures, qui représentent, dans la conduite de l'opération, une série de sutures profondes à fil perdu.

La suture des piliers n'a été déclarée inutile dans bien des cas que parce qu'on n'a pas pu la bien faire. Nous pensons que le jour où on la fera facilement, son utilité ne fera de doute pour personne.

Mais on la fera facilement qu'en n'hésitant pas à prolonger l'incision des téguments sur le ventre, c'est-à-dire beaucoup plus haut qu'on ne le fait ordinairement.

D'une manière générale, la longue incision parallèle à la direction des fibres du muscle grand oblique est celle qui facilite le mieux la dissection parfaite des hernies complètes et volumineuses.

Quand la suture des piliers est l'objectif principal de l'opération, il en faut une autre : l'incision transversale qui rend de grands services.

Nous y avons eu recours une fois pour la cure d'une hernie intra-pariétale, compliquée d'ectopie testiculaire et donnant lieu à de graves accidents d'étranglement.

L'ectopie était inguinale interstitielle; la région inguinale était déformée par une petite masse hémisphérique régulière, extrêmement douloureuse, dans laquelle la palpation distinguait avec assez de peine le testicule.

L'organe sortait parfois spontanément, mais demeurait généralement inclus.

Le scrotum de ce côté n'était pas constitué (obs. d'Eugène Baillard, page 29). Du côté gauche, le scrotum était normal et contenait un testicule bien conformé.

L'enfant avait quatorze ans.

Une incision transversale atteint franchement la partie la plus saillante de la tumeur, tombant un peu au-dessus de la partie la plus élevée de l'orifice inguinal externe.

L'artère sous-cutanée abdominale était divisée et

liée pendant ce temps. L'abaissement avec un écarteur de la lèvre inférieure de l'incision découvre en plein la baie formée par l'écartement des piliers.

Le testicule est doucement amené au dehors : il semble dépourvu de loge vaginale.

La traction du testicule, avec une pince d'abord, avec les doigts ensuite, entraîne une sorte de cône membraneux, à sommet inférieur, sur le côté interne duquel se dessinent les vaisseaux spermatiques et le canal déférent : c'est le rudiment du sac herniaire.

Il est disséqué aussi soigneusement que possible et ouvert en avant.

Le doigt introduit reconnaît l'intestin exempt d'adhérences et le réduit. Rassemblement en dedans des éléments du cordon.

Double ligature croisée du sac au catgut. Section.

Le testicule a une grande tendance à remonter.

La suture des piliers commence à l'angle supérieur de leur écartement.

Quatre ligatures de catgut laissent à la partie inférieure un petit pertuis dans lequel le cordon semble étranglé.

Le testicule, attiré en haut, s'accole contre l'orifice externe fermé.

En dix jours et sans incident, la guérison eut lieu.

Les accidents d'étranglement ne se reproduisent plus.

Application d'un bandage à pelote excavée, bandage en fourche, à concavité inférieure, destiné à déprimer progressivement le testicule.

La hauteur de l'incision transversale permet d'exercer sur la peau, et non sur la cicatrice, une pression énergique qui maintient le testicule abaissé.

Mais celui-ci remonte dès qu'on élève le bandage et s'accole à l'orifice externe rétréci.

Le malade est renvoyé avec la recommandation de porter nuit et jour son appareil.

L'enfant avait été opéré le 25 janvier 1890. Nous ne le revoyons que le 8 juillet de la même année.

Il n'a plus souffert de ses accidents herniaires.

Il n'y a plus de traces de hernie. Le testicule est descendu à 2 centimètres au-dessous de la branche horizontale et il reste à la racine des bourses, quand on enlève le bandage : il est aussi volumineux que le testicule opposé. La suture des piliers a bien tenu.

Toutefois, à la partie inférieure, il existe une excavation dans laquelle on loge le testicule, sans cependant le refouler dans le ventre et nous sommes persuadés que cet accident ne serait pas survenu, si au lieu de catgut nous avions employé de la soie, du fil d'argent ou du fil d'or affiné. Il est certain néanmoins que dans ce cas la suture des piliers a eu pour avantages :

1° De maintenir le testicule au dehors.

2° De fermer, ne fût-ce que temporairement, le trajet inguinal et d'opposer à la protrusion de l'intestin un obstacle, à l'abri duquel le fond du trajet s'est resserré et oblitéré, assez complètement pour empêcher le testicule de rentrer dans la cavité abdominale.

L'incision transversale n'est avantageuse, en résumé, que dans les cas où le testicule doit être, par la suture des piliers, coupé de ses communications avec le ventre.

Ces cas sont, il faut bien le dire, exceptionnels, et c'est l'incision longitudinale qui convient généralement, que l'on pratique ou que l'on ne pratique pas la suture des piliers.

PRÉCAUTIONS CONSÉCUTIVES

A L'OPÉRATION DE

LA CURE RADICALE DES HERNIES

Quand la guérison est accomplie, que la plaie est exempte de suintement et que la zone opérée est à peu près dégonflée et insensible, on continue à faire porter au malade un pansement protecteur, destiné à rester en place longtemps : poudre de salicylate de bismuth et d'amidon, éponge entourée d'ouate, le tout soutenu par un spica que l'on resserre chaque jour.

Les opérés gardent le lit vingt jours au moins. Barker et Mac Even parlent de quatre ou six semaines, et rien ne serait meilleur, si on peut obtenir ce sacrifice.

C'est un sacrifice en effet.

Le monde a une tendance à croire que la guérison radicale est la conséquence *immédiate* de l'opération.

Reconnaissons que la faute en est un peu aux chirurgiens, qui, avec ce mot de « cure radicale », semblent entretenir une telle illusion.

Le terme d'*opération radicale* des hernies nous aurait paru beaucoup plus sage et certainement plus vrai.

Nous opérons, c'est la nature qui guérit. C'est ce qu'il faut avoir la franchise de dire, car il y a certainement des insuccès qui tiennent à la complaisance avec laquelle on rend les opérés trop vite à la vie commune, et cette complaisance est comme la conséquence morale d'un malentendu entre les promesses du chirurgien et les espérances du malade, insuffisamment prévenu de la réalité des choses.

Quoi qu'il en soit, c'est progressivement que les opérés doivent se mettre à marcher et ce n'est que le plus tard possible qu'ils sont autorisés à reprendre leur travail, surtout si c'est un travail de force.

Chez les enfants, le repos prolongé est peut-être plus indiqué que chez les adultes, en raison de la vivacité et de la brusquerie de leurs mouvements. Ce n'est même quelquefois que grâce à l'usage continu des préparations bromurées qu'on arrivera à obtenir chez eux le calme et la patience nécessaires.

On évitera avec le plus grand soin les refroidissements susceptibles de provoquer des rhumes et des bronchites, car de tous les efforts qu'il est essentiel d'éviter, les plus fâcheux sont les efforts de toux.

On veillera soigneusement au bon fonctionnement de l'appareil digestif.

On pensera à la constipation, conséquence ordinaire du séjour prolongé au lit. On aura recours au calomel et à la teinture de noix vomique à petites doses.

Il ne faut pas, comme dans les conditions ordinaires, recourir aux légumes verts et aux fruits pour assurer la liberté du ventre. Les légumes, pendant cette période, seront presque exclusivement proscrits, car ils distendent l'intestin.

La teinture de noix vomique a pour effet d'en exercer la fibre musculaire et de la tonifier.

L'alimentation consistera presque exclusivemeut en viandes rôties et en poisson, dont les effets seront corrigés par le calomel à doses continuées.

On comprendra l'importance de ces menues précautions en se rappelant, comme nous l'avons dit, qu'alors même que la plaie est fermée, que le gonflement des tissus a disparu, que la hernie ne donne plus la sensation de la moindre impulsion, tout n'est pas terminé.

Loin de là : le travail curateur commence à peine et c'est la nature qui l'accomplit; le travail de la chirurgie n'a fait que le préparer.

C'est effectivement à l'abri de tout effort que doit se faire l'organisation des tissus de remplissage, leur adhérence aux parois du trajet, le resserrement de ce trajet, l'accolement définitif en un septum plan du péritoine serré dans les ligatures, le retour en un mot des choses à l'état normal.

Le point cesse véritablement d'être un point faible le jour où les tissus opérés sont solides et bien installés en leur place nouvelle.

Quand ce travail est achevé, et l'on comprend que ce n'est pas une affaire de quelques jours, quand l'examen le plus minutieux, et surtout le plus impartial, a fait reconnaître qu'il n'y a plus trace de hernie, est-il nécessaire de pousser plus loin les précautions et de faire porter un bandage ?

Les chirurgiens sont partagés sur ce point.

Tandis que MM. Mitchel Banks, Lucas-Championnière et Segond recommandent d'en faire usage, d'autres, tels que MM. Thiriar, Socin, Stokes, le repoussent et l'accusent d'être nuisible en amincissant la cicatrice — et d'être inutile en n'ajoutant rien à la cure, qui a dû, par définition, être radicale.

Ce serait, en vérité, jouer avec les mots que de dire que, si la cure a mérité la dénomination de « radicale », le bandage est inutile.

Le bandage est utile au même titre que le pansement sec, compressif et prolongé, — que le décubitus dorsal, — que l'absence d'efforts, — que l'hygiène de l'intestin, — que toutes les précautions que l'on recommande de prendre un long temps après l'opération.

Pendant la longue période d'organisation réparatrice, qui suit la guérison opératoire, la région doit être soutenue et l'application d'un bandage ne préjuge en rien contre la réalité du succès final.

Si, comme on l'a dit, le bandage nuit à la cicarice en l'amincissant, c'est que la cicatrice n'est pas valable ou que le bandage est mauvais.

Dans ce dernier cas, il faut changer le bandage.

Nous ne croyons pas qu'il y ait lieu de recourir à un bandage spécial : tous les genres sont bons, s'ils soutiennent bien la région et ne font pas souffrir le malade. Bandages anglais, bandages français, pelotes à ceinture molle et à sous-cuisse, tout convient.

Ce qu'il faut, c'est un bandage de soutien, à pelote bien adaptée, presque plane et de surface large, exerçant une pression douce et ne se déplaçant pas.

M. Lucas-Championnière a inventé un modèle, dont il est personnellement très satisfait ; c'est une grosse pelote large, montée sur le ressort ombilical de Dolbeau et soutenu par une ceinture en tissu de bretelle avec sous-cuisse.

C'est la *Franc-Comtoise* dont parle Malgaigne, « bandage où la ceinture est molle, et le ressort placé dans la pelote même. »

M. Berger, dont la compétence dans la matière est considérable, n'a pu « saisir les avantages qu'il présente sur le bandage ordinaire bien fait, exécuté sur mesure, pourvu d'une pelote aplatie et très souple, moins volumineuse que la pelote préconisée par notre distingué confrère ».

L'utilité d'un soutien nous semble démontrée, la question est de savoir combien de temps il sera nécessaire d'en user.

Ici, la question d'âge est de première importance.

S'il s'agit d'un sujet ayant dépassé la quarantaine, ayant été opéré d'une grosse hernie, hernie existant depuis longtemps et à collet large, si le malade est d'une santé médiocre, il n'y a pas à se faire d'illusion, la durée du port du bandage est indéfinie.

S'agit-il d'un homme plus jeune, fort et bien musclé, le bandage, nécessaire pendant le travail de réorganisation dont nous avons parlé, pourra être quitté au bout de quelques mois, sauf à être repris en cas de travail excessif ou de menace de récidive.

Chez les jeunes gens de douze à seize ans, la durée de cette servitude sera moindre.

Moindre encore entre huit et douze ans, nulle enfin avant quatre ans.

Au-dessous de cet âge, en effet, nous pensons, qu'en dehors d'une complication de bronchite ou de coqueluche, par exemple, l'emploi du bandage est inutile, et rien n'est plus instructif et plus propre à entraîner la conviction que l'examen de la région d'un jeune hernieux opéré de cure radicale.

La tuméfaction du tissu cellulaire persiste longtemps et forme une sorte de barricade adhérente à la paroi du trajet, continue avec la tuméfaction du cordon et de la racine des bourses.

Ce *tas* plastique est lent à se résorber : il joue le rôle de la pelote idéale : bien adaptée, fixe, plate et indolente, Grâce à lui, le bandage est inutile dans les premières années de la vie, si l'enfant ne tousse pas et se développe bien.

Si l'enfant dépérissait, si surtout il était pris de bronchite ou de coqueluche, il serait prudent et même urgent de lui faire porter un petit bandage en caoutchouc rouge, relevant les deux bourses et soutenant le trajet inguinal opéré.

Mais, ce sont là des points de clinique sur lesquels il appartient au jugement de chaque chirurgien de décider suivant les circonstances.

Ce que nous pouvons dire, c'est que le bandage n'est que la continuation des précautions qui protègent le travail réparateur de la nature, et que la nécessité et la durée de son emploi sont subordonnées aux conditions, aisées ou difficiles, dans lesquelles cette réparation définitive, — la véritable cure radicale — s'accomplit.

DOUBLE OPÉRATION

DE LA

CURE RADICALE CHEZ UN ENFANT

DE HUIT MOIS

(GUÉRISON)

L'observation que voici présente un autre intérêt que celui qui s'attache à une rareté chirurgicale. Elle montre la possibilité de réussir, et de réussir deux fois, une opération réputée longue et difficile sur un enfant très jeune, le plus jeune qui ait subi jusqu'à présent la cure radicale des hernies.

Maximilien Dufin, né le 29 septembre 1889, et demeurant 16, rue Bénard, entre à l'hôpital Tenon le 6 juin 1890 et est couché au n° 6 de la salle Boyer (Crèche du service de chirurgie infantile).

C'est un enfant né à terme et bien conformé. La mère fut frappée, paraît-il, à sa naissance, du volume de ses bourses, mais elle ne fit pas part de son observation au médecin qui l'accoucha.

Ce n'est qu'au bout de six semaines qu'elle vit,

sous l'influence des cris, les parties se gonfler outre mesure et qu'elle acquit la certitude que l'enfant avait des hernies. Elle affirme positivement que les deux côtés furent pris ensemble, et que ces grosseurs ne furent que l'exagération de ce qu'elle avait remarqué à la naissance; les deux enfants aînés n'avaient présenté et ne présentaient actuellement rien de semblable.

Le père est indemne également de ce côté, et en poussant plus loin la recherche des antécédents, nous trouvons que le grand-père maternel avait « une descente ».

On appliqua d'abord un petit bandage en caoutchouc vulcanisé sous lequel les hernies glissaient et qui n'eut d'autre effet que de provoquer des coliques. On fit faire successivement trois bandages à ressort d'acier, dont l'usage n'amena aucun résultat au point de vue de la contention. Les hernies, en trois mois, avaient doublé de volume et aux accidents de colique s'étaient joints des vomissements assez fréquents.

L'enfant fut examiné par plusieurs chirurgiens qui déclarèrent que l'opération de la cure radicale serait certainement indiquée, mais qu'il fallait attendre pour la pratiquer que l'enfant eût au moins trois ou quatre ans.

Les hernies n'ont jamais été le siège d'accidents.

Le taxis est facile, quand la hernie est sortie depuis longtemps et que l'enfant est au repos : il est malaisé et assez long, quand on tente la réduction aussitôt après un cri ou un effort.

Ce qui inquiéte surtout les parents, c'est le volume considérable et le développement progressif des bourses. Nous trouvons, en effet, les deux bourses remplies et distendues par une masse intestinale dont le fond atteint parfois le niveau de l'interligne articulaire des genoux.

Le volume des deux hernies est sensiblement égal à droite et à gauche.

La réduction des deux côtés est, comme nous l'avons dit, assez facile, mais elle ne dure jamais plus de dix minutes.

On ne la pratique que lorsque l'enfant crie de telle sorte que l'on peut dire que l'intestin est presque toujours dehors.

Les deux anneaux sont larges et admettent amplement l'extrémité de l'index : leur pourtour donne une sensation d'élasticité particulière.

On sent, après la réduction, au fond des bourses, les deux testicules : ils ont le volume normal et la pression n'en paraît pas extrêmement sensible.

Le volume énorme de ces hernies, — leur développement rapide et progressif, — l'instabilité de la contention, — l'impossibilité constatée de faire porter utilement un bandage, — la fréquence croissante des accidents de colique et d'engouement, menaces d'un étranglement qui devrait nécessiter un jour ou l'autre une intervention chirurgicale sanglante : toutes ces raisons semblent nous imposer l'obligation d'agir, malgré l'âge extrêmement tendre de notre petit malade.

L'enfant, ayant été purgé la veille, est baigné le matin et reçoit un lavement simple.

Le 9 juin 1890, nous opérons le côté droit avec l'assistance de MM. Pescher et Camescasse, internes, du Dr Outin et des externes du service.

Nous prenons le côté droit qui est, à ce qu'il nous semble, le côté le plus commode pour l'opération de la cure radicale.

Incision de 5 centimètres, descendant *du haut de l'orifice externe du trajet inguinal à la partie antéro-externe du scrotum.*

Ligature de quatre artérioles dans le tissu cellulaire sous-cutané : ce sont les seules ligatures qu'on ait eu à faire pendant l'opération. A petits coups de bistouri, on s'avance au plus près du sac, en se guidant sur la consistance qu'il doit à sa distension par l'intestin.

Ouverture prudente du sac, avec le secours de la pince à griffe : élargissement de cette ouverture avec le doigt et fixation des bords par deux pinces à forcipressure. L'index, introduit dans la poche, réduit aisément la masse intestinale qui comprend *au moins* deux anses complètes.

En explorant la déclivité du sac, il reconnaît le testicule à nu dans la séreuse : hernie congénitale. Il apprécie l'ouverture du collet doué d'une élasticité plus forte qu'on l'aurait cru et qui s'oppose à la facile pénétration de l'index dans l'abdomen. Introduction du ballon, dont la petite extrémité s'engage à fond dans le trajet inguinal.

Occlusion de l'ouverture faite au sac au moyen de deux pinces, distension avec l'insufflateur. L'opération pratiquée ainsi que nous l'avons décrite est menée lestement et sans une goutte de sang.

Écartement facile et rassemblement en arrière des éléments du cordon étalé sur la face postéro-interne du sac.

Dissociation et refoulement de plusieurs minces couches membraneuses, jusqu'à ce que la coloration rouge du caoutchouc apparaisse à travers une véritable pellicule distendue. L'énucléation est poussée jusqu'au dedans de l'orifice externe, en plein trajet inguinal.

Demi-torsion et traction assez ferme du sac en bas.

Ligature à double anse croisée, aussi haut que possible, avec du catgut n° 1.

Section du pédicule à 4 ou 5 millimètres au-dessous de la ligature : le moignon remonte très vivement et disparaît dans l'abdomen.

Le sac est basculé en avant. On l'excise en laissant de la séreuse herniaire ce qui est nécessaire pour former une loge vaginale au testicule. Pas de suture de cette vaginale.

La partie de la séreuse laissée au testicule représente à peine la sixième partie de la poche : la partie excisée est portée sur la balance ; elle pèse *vingt-huit* centigrammes.

Lavage de la peau avec la liqueur de Van Swieten : légère insufflation de poudre d'iodoforme. Tube à drainage.

Six points de suture de la peau avec du crin de Florence.

L'opération, depuis le commencement du chloroforme jusqu'à la fin du pansement, avait duré vingt-cinq minutes.

Les suites furent favorables, mais non immédiatement simples. Le soir, la température atteignit 39 degrés ; l'enfant était déprimé et agité. La nuit, insommie complète. A aucun moment, le petit opéré n'eut le ventre ballonné ni douloureux ; pas de nausées ni de vomissements.

Le 10 juin, la faiblesse continue, l'enfant est plus somnolent qu'abattu. Temp. 38°,5 le matin, 39 degrés le soir.

Lait, vin de Champagne.

Le 11 juin, abondante selle spontanée.

Temp. 38 degrés le matin ; 38°,3 le soir.

Les 12, 13, 14 juin, diarrhée.

Suppression du lait : grog, vin de Champagne. A partir de ce moment, les forces se relèvent, l'enfant est gai, la température est normale. État général excellent.

Le 18 juin, on lève le pansement : la réunion par première intention est parfaite en haut ; les deux crins du bas ont coupé, et l'écartement découvre une surface grisâtre que l'on touche avec la teinture d'iode. Pansement à sec au salol.

Le 24 juin, la cicatrisation est complète : la ligne de suture est sèche et nous nous préparons à opérer le côté gauche dans quelques jours.

Les accidents qui ont suivi cette première opération, l'élévation de température, l'agitation, l'insomnie, la dépression profonde des forces, nous semblent dépendre d'une légère intoxication iodoformique.

La quantité d'iodoforme employée avait cependant été minime, mais nous avions commis la faute de saupoudrer la surface de la plaie, avant de faire la suture et cette plaie était à peine saignante.

Le sang n'avait pas écoulé l'iodoforme au dehors; il y avait eu une absorption intégrale et directe de cette substance; c'est à cette erreur que nous n'hésitons pas à attribuer le malaise des premiers jours.

L'opération de la cure radicale de la hernie gauche fut pratiquée le 9 juillet avec les mêmes préparatifs et le même procédé opératoire.

Elle fut plus laborieuse et ne dura pas moins de quarante minutes. Parmi les causes de cette difficulté, nous devons insister sur celle-ci. La hernie droite était une hernie congénitale, et c'est sur la face interne du sac que se trouvaient les éléments du cordon. Nous n'avions aucune raison de croire que la hernie du côté gauche ne fût pas toute pareille.

Or, elle était totalement différente. Nos premiers coups de bistouri mirent à nu, *en avant et en dehors*, un large réseau vasculaire étalé, dont il fallut dissocier et ménager les éléments, car c'était le cordon, avant de pouvoir prudemment songer à attaquer le sac : premier contre-temps.

Le sac une fois ouvert et la boutonnière bien fixée avec deux pinces, nous eûmes les plus grandes difficultés pour faire rentrer l'intestin. Non pas que la réduction fût difficile, mais le sac contenait trois anses, et à mesure que nous en réduisions une, il s'en échappait une autre.

L'intestin était tendu, nerveux, rebelle ; il se défendait : deuxième contre-temps.

La rentrée s'opéra néanmoins. Avant d'introduire le ballon, le doigt, en explorant le sac, nous fit reconnaître que le testicule était dans une séreuse propre, indépendante du sac, que la hernie en un mot offrait les caractères anatomiques d'une hernie acquise. L'introduction du ballon, l'occlusion de l'ouverture du sac, la distension s'opérèrent avec une grande facilité, et l'opération fut menée d'autant plus aisément à bonne fin, qu'on n'eut qu'à procéder à l'énucléation intégrale de la pellicule sacculaire, sans le souci de réserver une portion de séreuse pour vaginaliser le testicule.

Ce qui fut long, on le voit, dans cette seconde opération, ce ne fut précisément pas le temps ordinairement laborieux de la dissection du sac, ce fut la série de précautions imposées par les contre-temps inattendus que nous avons signalés.

L'iodoforme fut, bien entendu, exclu cette fois-ci du pansement. Lavage de la plaie avec la liqueur de Van Swieten, poudre de salol, ouate salicylée, etc.

Les suites furent des plus simples, l'enfant ne cessa pas d'être gai. La température ne dépassa pas 37°,8.

Le lendemain de l'opération, le petit opéré eut une garde-robe abondante et le cours des selles resta définitivement réglé.

Le 23 juillet, l'enfant quitta l'hôpital entièrement guéri.

Les bourses sont modérément grosses : devant les anneaux, on sent, des deux côtés, une masse fixe, dure, indolente qui ne transmet aucune impulsion pendant les efforts et les cris.

L'enfant nous est ramené le 4 septembre. Il a maigri à la suite d'un « rhume » causé par un refroidissement.

Les bourses sont normales. L'induration opératoire a disparu, on ne sent pas les orifices externes des trajets inguinaux. Pas trace d'impulsion ni à la vue ni à la palpation pendant l'effort et pendant la toux.

A cause de cette bronchite, nous conseillons, par prudence, l'usage d'un petit bandage de soutien en caoutchouc vulcanisé.

Le 25 septembre, nous revoyons l'enfant ; il tousse encore et a le soir des quintes coqueluchoïdes.

Malgré tout, l'état local est absolument irréprochable : la cure radicale a résisté à l'épreuve de ces efforts répétés.

TABLE

Paris. — Typographie G. Née, 1, rue Cassette. — 3148.

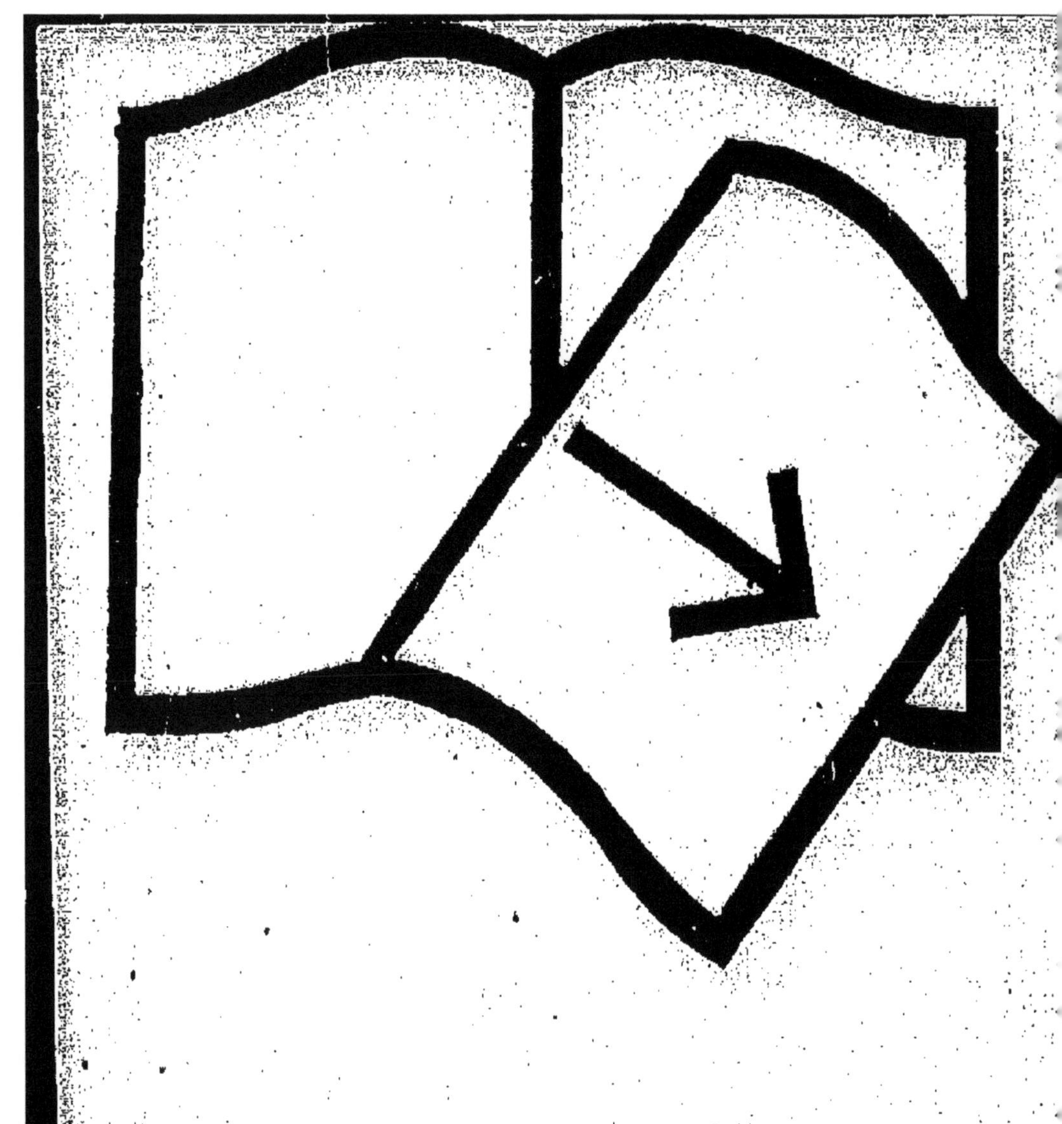

Documents manquants (pages, cahiers...)

NF Z 43-120-13

www.ingramcontent.com/pod-product-compliance
Ingram Content Group UK Ltd.
Pitfield, Milton Keynes, MK11 3LW, UK
UKHW020351230726
13925UKWH00003B/1067